Hans Wagner

Rundum gesund mit Schüßler-Salzen

Die Selbstheilungskräfte des Körper aktivieren.
Biologisches Heilsystem aus zwölf Salzen

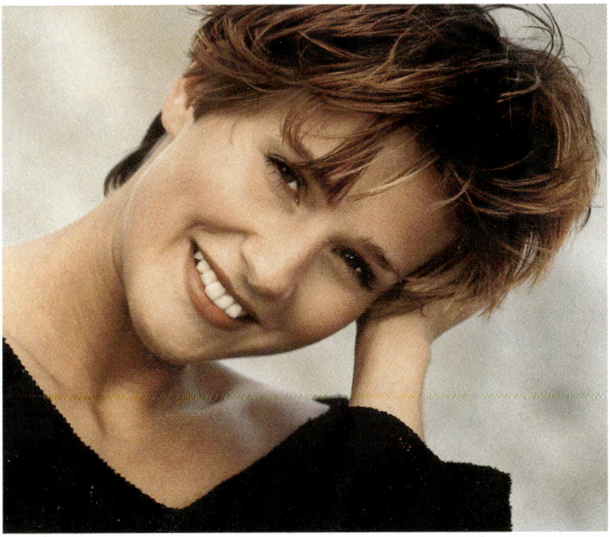

südwest

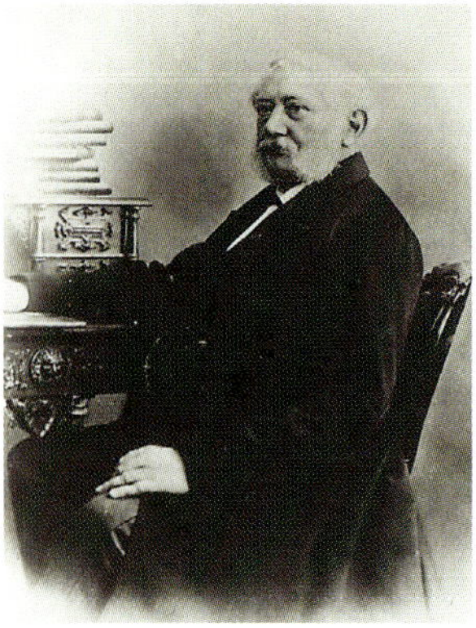

Beschrieb die Wirkung von Mineralsalzen im menschlichen Körper: der Arzt Wilhelm Heinrich Schüßler.

Inhalt

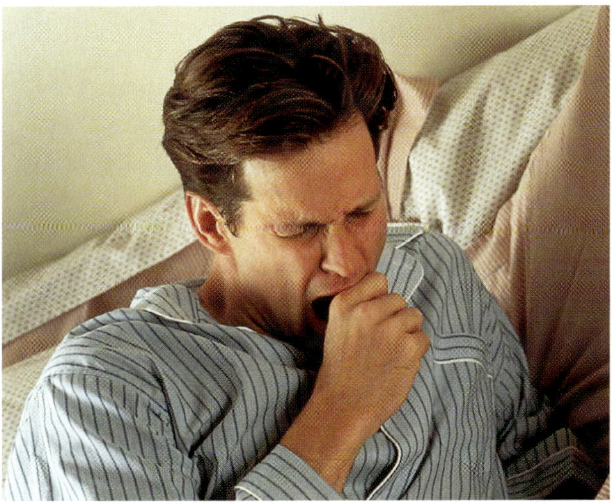

Schlaflos? Bei vielen Alltagsbeschwerden sind Schüßler-Salze eine wirksame Hilfe.

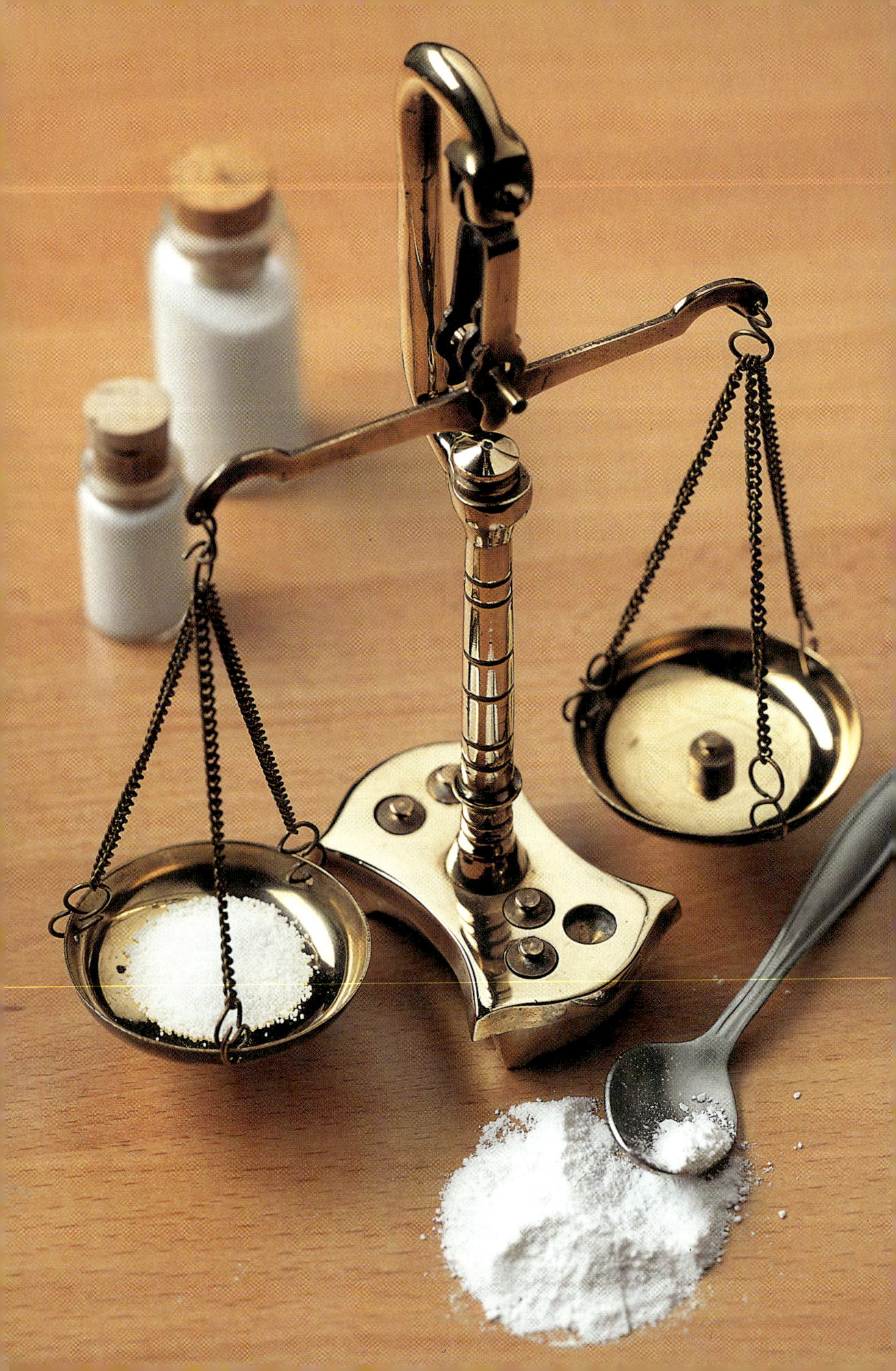

Was sind Schüßler-Salze?

Die Behauptung, Salz sei gut für die Gesundheit, mag im ersten Augenblick verblüffen. Man hört doch immer wieder, Salz sei gesundheitsschädlich, also geradezu gefährlich. In Wahrheit ist es so, dass ohne Salz kein Leben möglich wäre. Im Meerwasser, aus dem alles Leben hervorging, sind die Mineralsalze gelöst vorhanden. Bei einer therapeutischen Anwendung kommt es – wie immer – auf die Dosis und auf das richtige Salz an. Der scheinbare Widerspruch löst sich auf, wenn wir von Mineralsalzen oder Mineralstoffen reden, anstatt einfach nur von Salzen. Wie wichtig Mineralstoffe für unsere Gesundheit sind, wurde Ende des 19. Jahrhunderts von dem niederländischen Forscher Jacob Moleschott entdeckt.

Jacob Moleschott (1822–1893) war als Physiologe einer der Hauptvertreter des naturwissenschaftlichen Materialismus. Seine biochemischen Untersuchungen beeinflussten die Entwicklung der physiologischen Chemie.

Entdeckung als Heilmittel

Moleschott hatte erkannt, dass der Mensch nur dann gesund bleibt, wenn er die für das Leben seiner Zellen erforderlichen Mineralstoffe stets in der richtigen Menge und im richtigen Verhältnis aufnimmt. Der Arzt Dr. Wilhelm Heinrich Schüßler entwickelte, aufbauend auf dieser Erkenntnis, eine sensationelle Therapie.

Welche Salze müssen es sein?

Schüßler wertete jahrelang in umfangreichen Studien Blutuntersuchungen aus. Schließlich untersuchte er sogar die Asche von Leichen, die im Krematorium verbrannt worden waren. So kam er darauf, dass der Lebenssaft des Menschen und seine verschiedenen Ge-

Winzige Mengen, aber lebensnotwendig: Mineralsalze.

webe, Knochen und Organe jeweils unterschiedliche Anteile an den einzelnen Mineralsalzen aufwiesen. In einem Punkt blieben sich die Ergebnisse immer gleich: Es kamen auf jeden Fall zwölf bestimmte mineralische Verbindungen vor, egal wessen Blut oder Asche untersucht wurde. Daraus schloss er, dass diese zwölf Mineralverbindungen für den menschlichen Organismus lebensnotwendig (essenziell) seien, dass ihr Mangel Krankheiten verursachen, ihre Zuführung diese Krankheiten aber auch heilen könne. Damit war das Therapiekonzept geboren.

Christian Friedrich Samuel Hahnemann (1755–1843) trat als Hygieniker, Psychiater und Pharmazeut für eine reine Arzneimittelkunde ein, die sich auf geprüfte Einzelmittel an Stelle der Gemische stützte. 1810 legte er mit dem »Organon der rationellen Heilkunde« den Grund zu seiner neuen Lehre, der Homöopathie.

Schüßler war ein echter Alternativer

Wilhelm Heinrich Schüßler wurde 1821 in Bad Zwischenahn bei Oldenburg geboren. Anfänglich war er als Sprachlehrer tätig. Mit 32 Jahren schrieb er sich in Paris für das Medizinstudium ein. Nach einigen Semestern wechselte er an die Universität in Berlin. Seine Promotion erwarb er schließlich in Gießen. Danach ließ er sich in seiner Heimat Oldenburg nieder und eröffnete eine Praxis als Allgemeinarzt, Wundarzt und Geburtshelfer.

Die Homöopathie faszinierte ihn

Großen Eindruck hatte auf Schüßler schon immer die Therapie des Arztes Christian Friedrich Samuel Hahnemann gemacht, der zwei Jahrzehnte vor ihm nach Paris gegangen war und dort eine große Praxis betrieben hatte. Die Methode Hahnemanns bezeichnete man seit 1807 als Homöopathie. Ihre Grundlage war und ist die so genannte Ähnlichkeitsregel. Sie lautet: »Ähnliches wird durch Ähnliches geheilt.« Demnach kann man eine Substanz, die eine Krankheit auslöst, erfolgreich zur Heilung einer ähnlichen Krankheit einsetzen, wenn man diese Substanz in möglichst kleinen Dosierungen verabreicht. Dazu wird sie stark verdünnt oder – in der Sprache der Homöopathen ausgedrückt – »potenziert«. Zur Verdünnung werden nach Hahnemann Wasser, Alkohol und Milchzucker verwendet. Die Verdünnungsstufen reichen von 1:10 bis zu der fast unvorstellbaren Stufe von 1:1000 000 000 000. Für seine Mineralsalztherapie hat Schüßler diese Potenzierungen übernommen. Aber er hat aufgeräumt mit den unüberschaubar vielen Mitteln, die in der Homöopathie gebräuchlich sind.

Bei einer Verdünnungsstufe von 1:10 wird ein Teil des Stoffs in zehn Teilen Verdünnungsmittel gelöst, bei einer Verdünnungsstufe von 1:1000 000 000 000 in einer Billion Teilen.

Nur zwölf Salze

Schüßler arbeitete ausschließlich mit den von ihm entdeckten zwölf Hauptsalzen. Sie mussten in eine Form gebracht werden, in der sie die erkrankten Zellen des Körpers auch erreichten. Kalium- und Magnesiumphosphat waren z.B. wichtig für die Muskelzellen, Eisen musste in Blut- und Hautzellen transportiert werden, Natrium hatte sich als bedeutsam für das Gehirn, die Geschlechtsorgane, das Herz und die Leber erwiesen.

Die Durchdringung der Zellmembran

Da die Zellen im Körper jedoch von einer Schutzhaut, der Membran, umgeben sind, können Mineralsalze, die man zu sich nimmt, in dieser Form nicht ins Zellinnere gelangen, wo sie gebraucht werden. Durch die in der Homöopathie angewendeteten Verdünnungen werden die Mineralstoffe jedoch so fein verteilt, dass sie die Schutzhülle zu durchdringen vermögen. Schüßler stellte deshalb aus seinen zwölf Mineralsalzen homöopathische Potenzen her, getreu seiner Erkenntnis: »Jedes Salz muss so verdünnt werden, dass es die Funktion gesunder Zellen nicht stört, aufgetretene Funktionsstörungen aber ausgleichen kann.« So gingen Mineraltherapie und

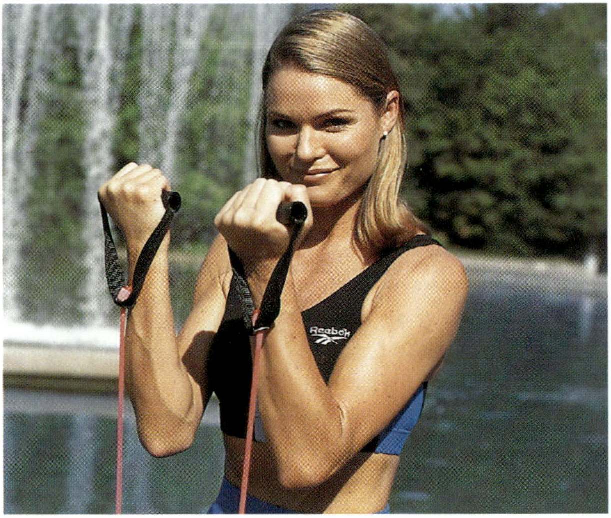

Rundum gesund: Wer Sport treibt, tut nicht nur etwas für sein Aussehen, sondern stärkt auch die Selbstheilungskräfte des Organismus.

Homöopathie eine Verbindung ein, und die Schüßler-Salze, so wie sie bis heute im Gebrauch sind, waren erfunden.

Die schnelle Resorption von Medikamenten über die Mundschleimhaut macht sich auch die Allopathie zunutze, z. B. bei Herzmedikamenten.

Schüßler-Salze gelangen kaum in den Magen

Durch die homöopathische Aufbereitung der Schüßler-Salze kann ihre Wirkung beim ersten Kontakt mit dem Verdauungstrakt, also im Mund, einsetzen. Die Schleimhäute nehmen die verdünnten Heilsalze bereits hier auf. Sie gelangen zum größten Teil gar nicht in Magen und Darm, wo sie durch Magensäure und andere Verdauungssäfte verändert werden könnten.

In seiner Praxis begann Schüßler nun, nachdem er von der Wirkung seiner homöopathischen Salze überzeugt war, mit therapeutischen Anwendungen. Bei einer Diphtherieepidemie in Oldenburg behandelte er über 1000 Kinder mit der mineralischen Verbindung Kalium chloratum und erzielte damit sensationelle Heilerfolge.

Auch auf weniger spektakulären Gebieten war er erfolgreich. So verabreichte er gegen Muskelkrämpfe das Salz Magnesium phosphoricum, das schon nach wenigen Augenblicken die Schmerzen abklingen ließ.

Eine neue Volksmedizin

Die Erfolge Schüßlers sprachen sich rasch herum, und die Nachfrage nach seinen therapeutischen Salzen stieg stetig an. Seine neue Heilmethode fand bald Eingang in die so genannte Volksmedizin. Heute sind die Schüßler-Salze fester Bestandteil vieler Therapiekonzepte. Wer sie anwendet, fühlt sich rundum gesund, denn sie aktivieren die Selbstheilungskräfte des Körpers, machen damit auf optimale Weise stark und widerstandsfähig.

Von Selbstheilung spricht die Alternativheilkunde, wenn sie davon ausgeht, dass der Körper aus eigener Kraft eine Erkrankung überwindet. Sie unterstützt diesen Prozess lediglich durch anregende Verfahren.

Schüßler-Salze werden immer wichtiger

Durch Stress, ungesunde Ernährungsweise, Genussgifte wie Nikotin, Koffein und Alkohol, aber auch infolge von zu viel Fleisch und Süßigkeiten entstehen große Mengen an Säuren in unserem Organismus. Der Körper wird regelrecht übersäuert. Wenn wir uns dazu noch wenig bewegen und selten ins Schwitzen kommen, werden diese Säuren nur mangelhaft abgebaut und ausgeschieden. Viele der verbreiteten Zivilisationskrankheiten haben hier ihre Ursachen. Durch die Aktivierung der zellulären Energie des Körpers kann man ihnen jedoch entgegensteuern. Mit der biochemischen Therapie von Wilhelm Heinrich Schüßler haben wir eine ausgezeichnete Möglichkeit, diese Aktivierung zu erreichen. Sie verbessert den Stoffumsatz, regt die körpereigenen Abwehrkräfte an und verbessert die Ausscheidung. Deshalb nimmt die Bedeutung der Therapie in den letzten Jahren deutlich zu.

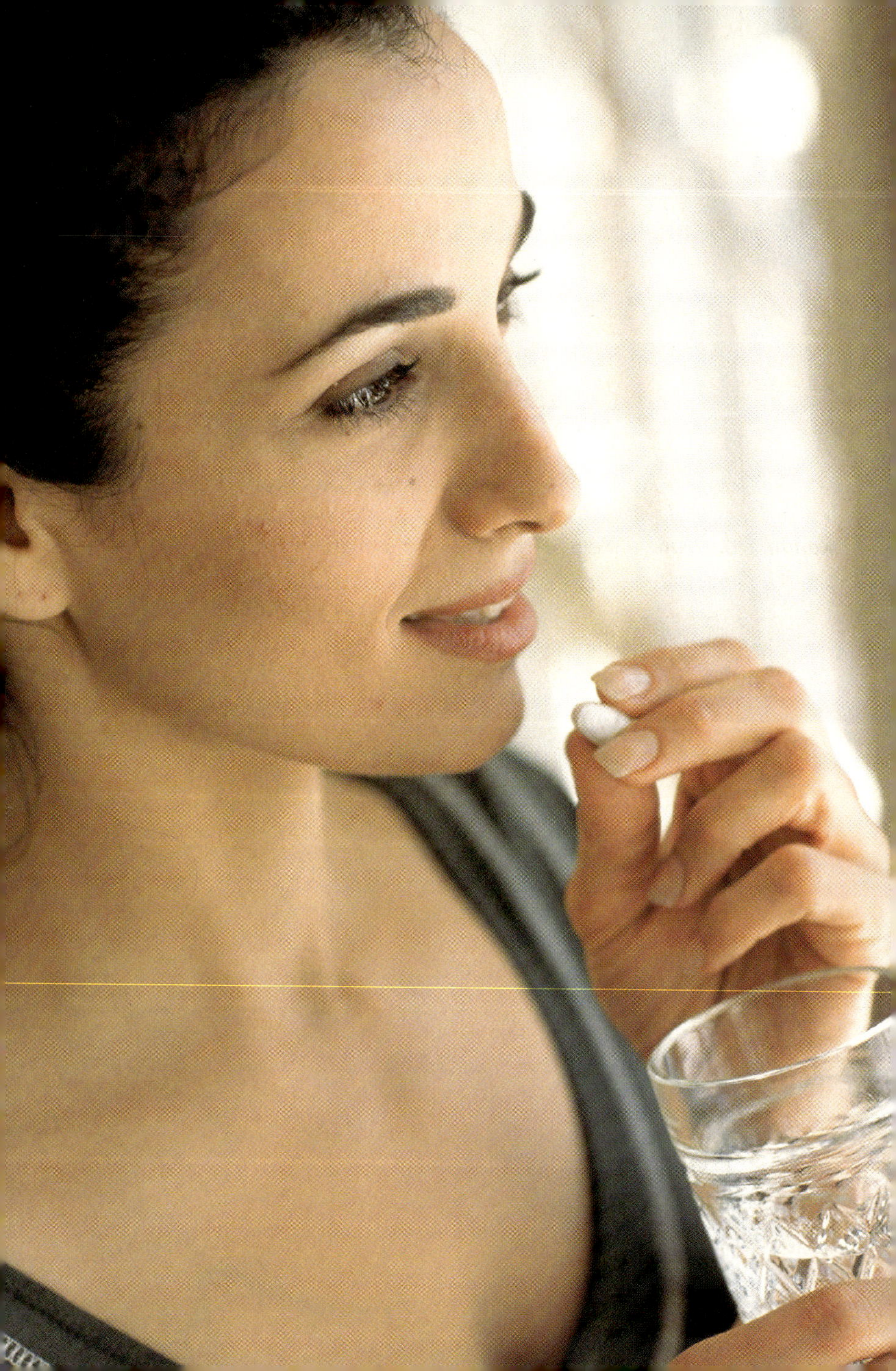

Das biochemische Heilsystem

Der Begriff »Biochemie« geht zurück auf Dr. Wilhelm Heinrich Schüßler. Er hat sein System, in welchem chemische und biologische Prozesse ineinander greifen, selbst so genannt. Die moderne Chemie hat diese Bezeichnung von ihm übernommen. Die von Schüßler eingesetzten chemischen Mineralverbindungen haben in der Sprache der Chemie lediglich etwas andere Namen. Schüßlers Kalium chloratum, um ein Beispiel zu nennen, wird in der Chemie Kaliumchlorid genannt.

Da solche chemischen Verbindungen großen Einfluss auf die biologischen Abläufe in den Zellen ausüben, wie Schüßler herausgefunden hat, ist die Bezeichnung »Biochemie« sehr treffend.

Schüßler betrachtete Krankheit als Folge des »Fehlens von Lebenssalzen«.

Die Wirkung der Salze im Körper

Mit der biochemischen Therapie erhalten die Zellen im Bedarfsfall, z. B. bei einer Erkrankung, wertvolle Hilfe. Durch ihre hohe Verdünnung gelangen die Mineralstoffpotenzen (siehe Seite 7f.) genau dorthin, wo der Körper sie nun dringend braucht. Mit Schüßler-Salzen wird also nicht die Grundversorgung des Organismus mit Mineralsalzen bewirkt. Diese gelangen über die Nahrung in den Körper. Aber manchmal fehlt es eben an der Feinversorgung. Dr. Wilhelm Schüßler sprach von einer Molekülverteilungsstörung: Der richtige Stoff ist nicht zur richtigen Zeit am richtigen Ort. Das können z. B. Magnesiumionen sein, die dem Muskel nicht zur Verfügung stehen, obwohl die Ernährung genügend

Wenn die Ernährung nicht ausreicht oder der Körper größere Mengen an Mineralstoffen braucht, muss nachgeholfen werden.

Magnesium zuführt. Wenn dies der Fall ist, kann es zu Schmerzen – bis hin zu Krämpfen – in der Muskulatur kommen. Mit dem in der Potenz D6 ungeheuer fein verteilten Magnesium phosphoricum (siehe Seite 27) lässt sich dieser Mangel vor Ort beheben. Die Magnesiumteilchen finden den Weg in die Muskelzellen, wo sie dringend gebraucht werden, und die Schmerzen verschwinden.

Die Potenz D1 bedeutet, dass ein Teil der Ausgangssubstanz mit neun Teilen Trägersubstanz vermischt wird. Die Potenz D2 wird erreicht, wenn ein Teil dieser D1-Potenz wieder mit neun Teilen Trägersubstanz vermischt wird.

Schüßler-Salze, die sanfte Therapie

Mineralstoffe sind lebensnotwendige natürliche Substanzen ohne Nebenwirkungen. Bei ihnen handelt es sich nicht um Medikamente oder gar um Drogen. Die Schüßler-Salze sorgen durch ihre schnelle Aufnahme (Absorption) in der Zelle für die Wiederherstellung eines gestörten Mineralhaushalts. Die Störung wird beseitigt, die Selbstheilungskräfte des Organismus können wieder aktiv werden.

Die von Schüßler entwickelten Heilmittel werden meist in Tablettenform verabreicht. Es gibt sie auch als Kügelchen oder in flüssiger Form, diese sind aber wenig gebräuchlich. Die in Milchzucker verrührten Mineralsalze bestehen mit Ausnahme von Silicea jeweils aus einem sauren und einem basischen Element. In den Bezeichnungen gibt der erste Begriff das basische Element an, der zweite das saure. Beispiel: Magnesium (basisch) phosphoricum (sauer). Die Verträglichkeit und die hohe Wirksamkeit der Schüßler-Salze beruhen auf dieser Ausgewogenheit. Würde man dem Körper hingegen in größeren Dosen reine Mineralsalze in unverdünnter Form zuführen, müsste man auf Dauer mit schädlichen, krank machenden Ablagerungen rechnen. Die verdünnten Mineralkombinationen Schüßlers hingegen sind risikolos einzunehmen.

Der Unterschied zur Homöopathie

Wilhelm Heinrich Schüßler hat die zwölf Mineralsalze seines therapeutischen Konzepts zwar, wie in der Homöopathie üblich, stark verdünnt (potenziert), damit die Salze die Zellmembran durchdringen konnten, dennoch unterscheiden sich die Schüßler-Salze von klassischen homöopathischen Mitteln.

In der Homöopathie wird ohne Zugabe einer stofflichen Substanz nur ein Reiz gesetzt, um die Selbstheilungskräfte des Organismus anzuregen. Schüßlers Mineralsalze hingegen wirken direkt, indem sie fehlende Stoffe ersetzen, wenn auch in verdünnter Form. Die eingenommenen Mittel sind dabei diejenigen, die dem Körper tatsächlich fehlen. In der Homöopathie werden winzige Dosen eines potenzierten Gifts in großen Abständen gegeben. Die Schüßler-Salze muss man in großen Dosen und kleinen Abständen einnehmen, damit möglichst viel von dem jeweils fehlenden Stoff an den Ort gelangt, an dem dieser Stoff gebraucht wird.

Die Zellmembran ist die in sich geschlossene, selektiv durchlässige äußere Begrenzung der Zellen. Ihre Funktionen sind sowohl Stoffaustausch als auch Reizbeantwortung.

Neue Erkenntnisse

Es gibt in der biochemischen Bewegung auch neuere Forschungen und Erfahrungen, die zusätzlich zum Ersatz fehlender Mineralstoffe im Organismus durch die Schüßler-Salze auch noch von der typischen homöopathischen Wirkung sprechen. Die potenzierten Salze lösen demnach auch Reize oder Impulse aus, die elektrochemische Veränderungen bewirken. Solche Prozesse versetzen den Organismus selbst wieder in die Lage, sich die fehlenden Mineralsalze aus der Nahrung zu holen. Ohne diesen Reiz hingegen war er dazu nicht mehr fähig, schied die Salze ungenutzt aus, was letztlich zu seiner Erkrankung führte.

Die D6-Potenz ist die gebräuchlichste

Die von Schüßler für seine Mineralsalze fast durchgehend verwendete Potenzierung D6 hat sich so sehr bewährt, dass sie auch heute noch von Pharmazeuten, Ärzten und Heilpraktikern als die Regelpotenz anerkannt ist. Eine Ausnahme bilden lediglich die auch von Schüßler selbst bereits anders potenzierten Mittel Kalcium fluoratum, Ferrum phosphoricum und Silicea. Sie werden als D12-Potenz eingesetzt.

Bei der Potenzierung wird nicht nur das Verhältnis von Ausgangssubstanz und Trägersubstanz beachtet, sondern auch die Energie, die für den Mischvorgang aufgewendet wird: Die Potenz D1 bedeutet, dass die Ausgangssubstanz mit der Trägersubstanz durch zehn Schüttelschläge vermischt wurde.

Schüßlers Lehrsätze

Vor gut 120 Jahren veröffentlichte Wilhelm Heinrich Schüßler seine Erkenntnisse über die Biochemie und erregte damit beträchtliches Aufsehen. Er selbst ist 1898 gestorben. Auch in den über 100 Jahren, die seither wieder vergangen sind, hat sich seine Heilmethode behauptet. Die Lehrsätze, die er für sein biochemisches System hinterlassen hat, wurden inzwischen zeitgemäß und griffig weiterentwickelt. Sie lauten:

1. Alle Krankheiten entstehen durch einen Mangel an ganz bestimmten essenziellen (lebensnotwendigen) Mineralstoffen.

2. Durch die Zuführung der fehlenden Stoffe wird der Mangel im Mineralhaushalt der Zellen ausgeglichen, und dadurch tritt Heilung ein.

3. Die Zuführung der Mineralstoffe darf nur in geringen Dosen erfolgen.

4. Die Mittel müssen so weit verdünnt werden, dass der Übertritt der Mineralstoffe durch die Schleimhäute der Mundhöhle, des Schlunds und der Speiseröhre direkt ins Blut erfolgen kann und die Mittel nicht in Magen und Darm gelangen.

Die Kraft der Mineralsalze

Es gibt keine krankhafte physiologische Veränderung im menschlichen Organismus, die nicht mit einer Verschiebung der Mineralstoffe zusammenhängt. Der Mineralstoffhaushalt der Zellen ist im Krankheitsfall immer betroffen. Das hatte Dr. Schüßler sowohl in seinen wissenschaftlichen Untersuchungen herausgefunden als auch in seiner Praxis immer wieder überprüft. Dabei war ihm durchaus bekannt, dass seine biochemische Therapie äußerst geringe, aber eben außerordentlich wichtige Substanzmengen im menschlichen Körper betrifft. Bei den lebensnotwendigen Mineralsalzen im menschlichen Blut und in den Zwischenzellflüssigkeiten handelt es sich ja auch um winzige Mengen. Z. B. sind in 1000 Gramm Blutzellen nur 0,132 Gramm schwefelsaures Kalium (Kalium sulfuricum), 0,094 Gramm phosphor-

Mineralstoffe stabilisieren das Skelett, als Elektrolyte in Körperflüssigkeiten halten sie den osmotischen Druck der Zelle aufrecht, sie sind Bestandteile von Enzymen und biologisch wirksamen organischen Verbindungen.

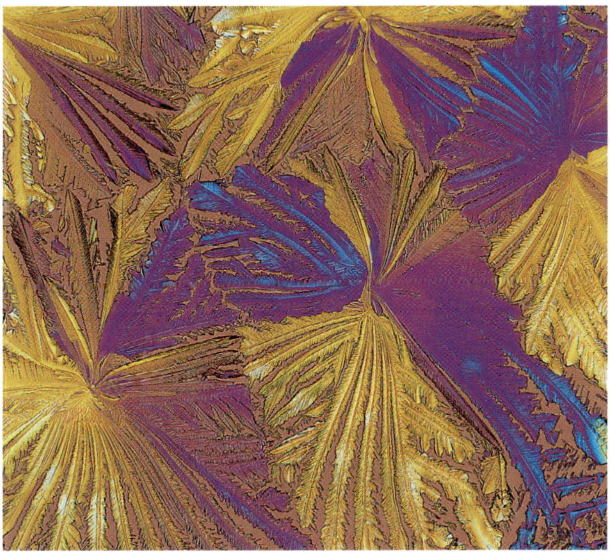

Wie bunte Eisblumen: Magnesium unter dem Mikroskop.

saurer Kalk (Calcium phosphoricum) oder 0,06 Gramm phosphorsaures Magnesium (Magnesium phosphoricum) enthalten. Diese winzigen Mengen sind lebenswichtig für den Zellstoffwechsel. Der gesamte menschliche Körper enthält nur 3,0 Gramm Eisen. Aber Eisenmangel kann zu schwersten Störungen der menschlichen Gesundheit führen. Daraus kann man folgern, dass auch schon minimale Einbußen im Mineralstoffhaushalt Krankheiten auslösen können. Es wird aber auch deutlich, warum andererseits diese winzigen Mengen an Mineralsalzen, die durch die Tabletten des Wilhelm Heinrich Schüßler in den Körper gelangen, zur Gesundung führen können.

Eisenmangel führt zu Müdigkeit, Erschöpfung, Absorptionsstörungen und verringerter Infektionsabwehr, bei Kindern auch zu Wachstumsstörungen.

Die verblüffend schnelle Wirkung der Salze

Es ist immer wieder verblüffend, wie rasch eine »Heiße Sieben« (zehn Tabletten mit dem Salz Nummer 7, Magnesium phosphoricum, in einem halben Glas Wasser gelöst und langsam geschlürft) bei diversen Beschwerden, vor allem bei Muskelschmerzen, hilft. Mit dem Salz Magnesium phosphoricum hatte schon Schüßler spektakuläre Erfolge erzielt und sein Publikum verblüfft, weil bereits nach wenigen Augenblicken schlimme Schmerzen wie weggeblasen waren.

Warum die Wirkung schon im Mund beginnt

Wer schon einmal Hochprozentiges mit dem Strohhalm aufgesogen oder zum Spaß Sekt oder Wein aus einem Schälchen gelöffelt hat, der weiß um die unglaublich rasche Alkoholwirkung, die dadurch eintritt. Das kommt daher, dass der Alkohol sich bei diesem Vorgehen sehr stark im Mund verteilt, dort von den Schleimhäuten aufgesogen wird und direkt ins Blut gelangt. Werden alkoholische Getränke dagegen auf übliche Weise konsumiert, gelangt ein großer Teil ziemlich rasch in den Magen, wird durch den Magensaft verdünnt und tritt viel langsamer in die Blutbahn über. Die Schüßler-Salze, die man langsam im Mund zergehen lässt oder als »Heiße Sieben« schlürft, wirken letztlich wie das Beispiel von löffelchenweise genossenem Alkohol, nämlich sehr rasch. Ihre Hauptwirkung entfalten sie bereits im Mund. Und genau diese Eigenschaft hat Wilhelm Heinrich Schüßler schon vor 120 Jahren beschrieben.

Schüßler-Salze wirken verblüffend schnell, jedoch nur, wenn man sie auf der Mundschleimhaut zergehen lässt: Nicht Schlucken, sondern Lutschen ist die Devise.

Wie eine Heilquelle

Die in hoher Verdünnung eingenommenen Schüßler-Salze haben verblüffende Ähnlichkeiten mit einem der ältesten Heilmittel der Menschheit: den mineralhaltigen Quellen. Im Wasser dieser natürlichen Heilquellen liegen die meisten der wirksamen Mineralien in Verdünnungsverhältnissen vor, die auch Schüßler in seinen Salzen vornimmt. 1:1 000 000 (D6) sind ganz normale Werte für den Anteil der Heilsalze, die in natürlichen Mineralwässern vorkommen. Aber nicht nur die Verdünnung in den Heilquellen stimmt mit den Schüßler-Salzen weitgehend überein, auch die Art der Mineralsalze ist dieselbe: Die von Wilhelm Heinrich Schüßler in vielen Experimenten als heilkräftig identifizierten Salze kommen in allen Heilquellen vor.

Reichen die Mineralstoffe im Essen nicht?

Schüßler konnte erklären, auf welche Weise die Mineralien in die Zellen gelangen. Es ist die hohe Verdünnung, durch die sie die Zellmembran durchdringen können. Somit wird auch klar, warum selbst eine ausgeglichene, mineralstoffreiche Ernährung die Krankheiten, die durch Mineralstoffmangel ausgelöst werden, oft nicht verhindern kann.

Die Mineralsalze sind gebunden

Es ist zwar richtig, dass die biochemischen Salze auch in unserer Nahrung vorhanden sind, aber eben nicht in reiner und freier Form. Im Gegenteil: Sie sind in organischen Bindungen enthalten, im Fleisch, im Fisch, im Gemüse. Darin liegen sie fest und können nicht über die Mundschleimhäute in die Blutbahn gelangen. Sie werden erst auf dem Weg der Verdauung herausgelöst und dadurch verändert. Auch Kochsalz, das dem Essen als Gewürz beigegeben wird und damit in freier Form in der Nahrung vorliegt, kann den Weg über die Schleimhäute nicht nehmen. Es ist viel zu konzentriert, um durch die Zellwände diffundieren zu können.

Oft gelingt es dem Organismus nicht, die mit der Nahrung zugeführten Mineralstoffe aus der Nahrung zu lösen und sich optimal verfügbar zu machen.

So entsteht der Mangel

Und so kommt es, dass auch eine mineralstoffreiche Ernährung in bestimmten Fällen den Mineralstoffmangel in einzelnen Organen nicht verhindern kann. Zudem liegen nicht selten auch noch Verwertungsstörungen im Organismus vor. Am Ende steht dann die Erkrankung. Nimmt man nun verdünnte und somit zellverfügbare Mineralstoffe zu sich, kann dieser Mangel behoben und die Krankheit geheilt werden.

Schüßler-Salze in die Hausapotheke!

Die Biochemie hilft also, Krankheiten zu verhindern, und sie hilft Patienten, ihre Gesundheit wiederzuerlangen. Schüßler-Salze sollten deshalb in keiner Hausapotheke fehlen. Sie helfen in wirklich eindrucksvoller Weise vor allem bei Erkältungskrankheiten und Muskelschmerzen. Auch chronische und degenerative Leiden wie z.B. Arthrose, rheumatische Erkrankungen, Schlafstörungen, Warzen oder auch Haarausfall können damit erfolgreich therapiert werden. Sehr gut wirken sie außerdem bei Prellungen und Quetschungen, bei Verdauungsproblemen und nervösen Leiden.

Die wichtigsten Lebensdaten des Wilhelm Heinrich Schüßler

1821 wird Wilhelm Heinrich Schüßler in Bad Zwischenahn, Großherzogtum Oldenburg, geboren. 1853 beginnt er – ohne Abitur – sein Medizinstudium in Paris. 1854 setzt er das Studium in Berlin fort. 1855 promoviert Schüßler an der Universität in Gießen zum Dr. med. 1856 setzt er seine medizinischen Studien an der Prager Universität fort. 1857 holt Schüßler am Alten Gymnasium zu Oldenburg sein Abitur nach und legt im gleichen Jahr sein medizinisches Staatsexamen ab. 1858 wird er als Arzt, Wundarzt und Geburtshelfer zugelassen und eröffnet seine erste Praxis in Oldenburg. 1872 beginnt er mit der Arbeit an seinem biochemischen System, das er »Eine abgekürzte homöopathische Therapie« nennt. 1873 veröffentlicht er einen ersten Artikel darüber in der »Homöopathischen Zeitung«. 1874 erscheint die erste Auflage der »abgekürzten Therapie«. 1885 hat sich die Biochemie nach Schüßler so weit durchgesetzt, dass der erste Biochemische Verein gegründet wird. Am 30. März 1898 stirbt Wilhelm Heinrich Schüßler im Alter von 77 Jahren in Oldenburg.

Die positive Wirkung von Salzen auf den Körper macht man sich auch durch Bäder zunutze: Solbäder regen den Hautstoffwechsel und das vegetative Nervensystem an.

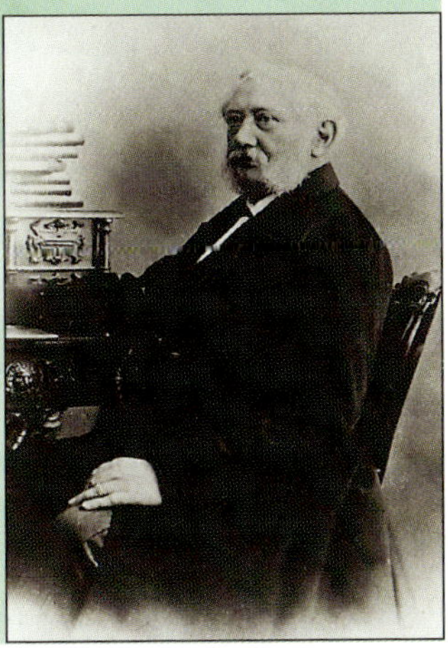

Wilhelm Heinrich Schüßler als Arzt in den besten Jahren.

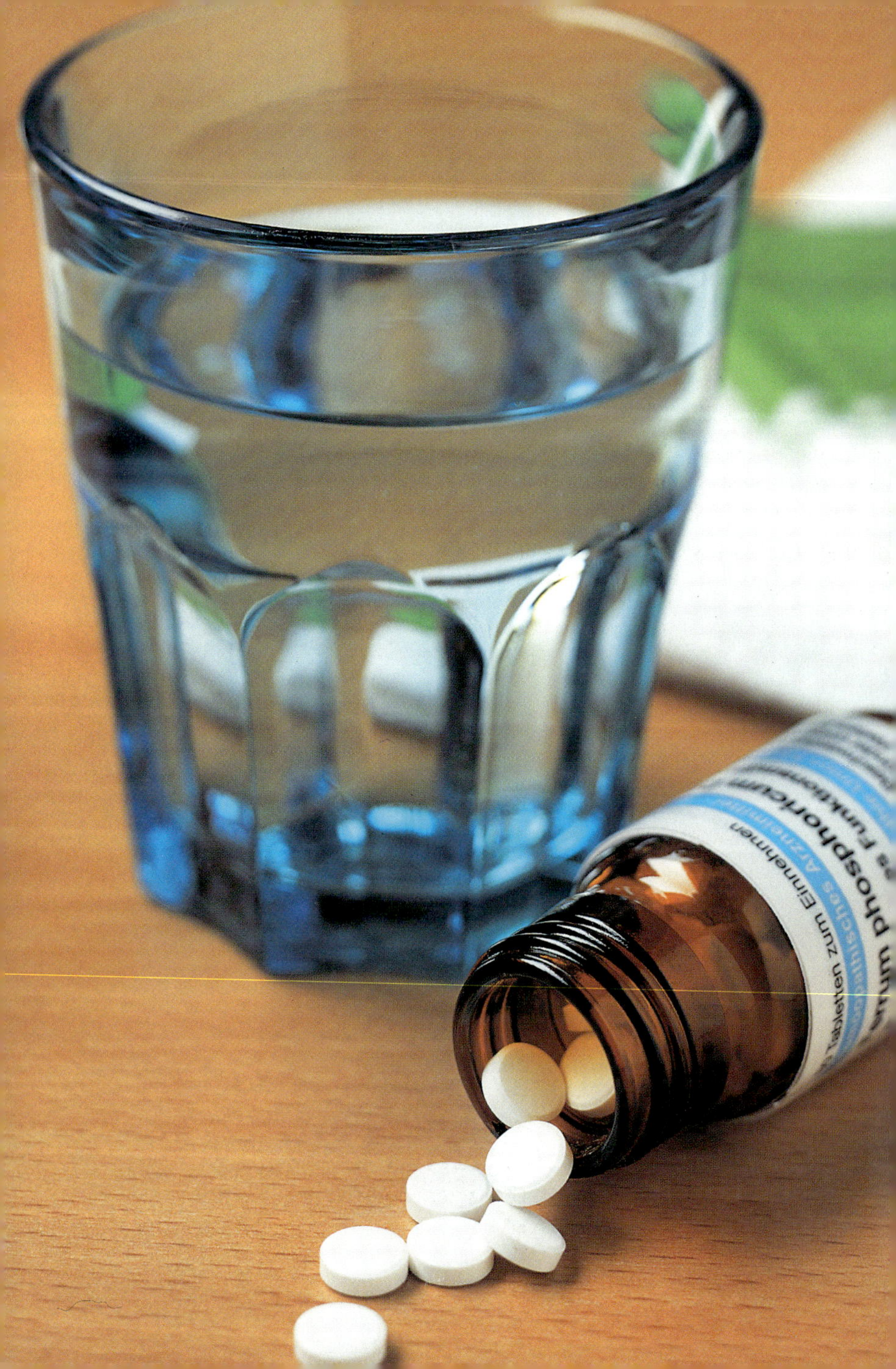
Tabletten zum Einnehmen

Zwölf Mineralsalze zur Selbstheilung

Schüßler-Salze werden in verschiedenen Packungsgrößen angeboten. Man erhält sie in Apotheken oder bei einem der vielen biochemischen Vereine, die es in fast jeder größeren Stadt in Deutschland gibt. Die Tabletten sind abgepackt zu 80, 150 und sogar 1000 Stück. Im Folgenden werden nun die hauptsächlichen Wirkungsweisen der zwölf Salze dargestellt. Dabei erfahren Sie, wo diese im menschlichen Organismus hauptsächlich vorkommen und welches ihre wichtigsten Wirkungen sind.

Da Calcium fluoratum Krampfadern wieder festigt, entlastet es auch den Blutkreislauf.

Salz Nr. 1: Calcium fluoratum D12

Das Mineral kommt in der Natur als Flussspat (Fluorit) vor und ist der wichtigste Rohstoff für Fluor und Fluorverbindungen. Der menschliche Körper braucht es für den Aufbau von Nägeln, Zähnen, Knochen, Sehnen und Bändern. Dieses Salz glättet aber auch Hautfalten und Narben. Es ist sowohl ein Hart- als auch ein Weichmacher, denn es kann erschlafftes Gewebe festigen, z. B. Krampfadern. Ganz besonders wichtig ist es als Aufbaumittel von Knochen und Zähnen bei Kindern.

Wenn Mangel herrscht

Ein Mangel an Calcium fluoratum fördert die Zahnkrankheit Karies. Er lässt Fasern und Bindegewebe erschlaffen und führt zu Gefäßerweiterungen. Davon können alle Organe betroffen sein. Calcium fluoratum wirkt langsam und muss deshalb stets über einen längeren Zeitraum eingenommen werden.

Für (fast) jede Befindlichkeitsstörung gibt es ein Schüßler-Salz.

Salz Nr. 2: Calcium phosphoricum D6

Dieses auch als Kalziumphosphat bezeichnete Mineral ist in allen Zellen des menschlichen Körpers enthalten. Es ist erforderlich für den Knochenaufbau während des Wachstums und hilft nach Brüchen den Knochenteilen, rasch wieder zusammenzuwachsen. Calcium phosphoricum ist wichtig für den Aufbau der Zähne. Es sorgt dafür, dass die Außenhaut (Membran) der Zellen durchlässig bleibt und so den Stoffwechsel ermöglicht. Weitere wichtige Funktionen des Minerals sind: Förderung der Blutgerinnung, Optimierung der Muskelbewegungen, Neubildung von Zellen (auch der roten Blutkörperchen), Kräftigung des gesamten Organismus und der Nerven. Es spielt außerdem eine wichtige Rolle bei der Umwandlung von Eiweiß, das wir mit pflanzlicher oder tierischer Nahrung zu uns nehmen, in Körpereiweiß.

Kalzium ist ein mit Sauerstoff und Wasser heftig reagierendes, an der Luft unbeständiges, weiches, silberweiß glänzendes zweiwertiges Erdalkalimetall.

Wenn Mangel herrscht

Zu wenig Calcium phosphoricum kann zu häufigem Nasenbluten führen, zu Hautjucken, zu Taubheitsgefühlen oder Kribbeln (Ameisenlaufen) in Armen und Beinen, zu Muskelschmerzen und zu Nervosität. Weitere Folgen einer zu geringen Versorgung mit dem Mineral können sein: Wachstumsstörungen bei Kindern (Rachitis), krankhafte Zellbildungen bis hin zu Wucherungen (Polypen) und zu Krebs. Eine wächserne Gesichtsfarbe (Bleichsucht), eine oft pelzige Zunge mit dickem, weißem Belag, unruhiger, gestörter Schlaf deuten ebenfalls auf zu wenig Calcium phosphoricum hin. Auffallend weiche Fingernägel sind fast immer ein Zeichen für einen Mangel an Calcium phosphoricum. Nach lang andauernden Infektionskrankheiten mit Fieber ist der Bedarf an Calcium phosphoricum besonders hoch.

Salz Nr. 3: Ferrum phosphoricum D12

Ferrum phosphoricum (Eisenphosphat) ist enorm wichtig für die Stärkung der körpereigenen Abwehr. Aber nicht nur deshalb ist es lebenswichtig in unserem Organismus. Eisen ist Bestandteil des roten Blutfarbstoffs Hämoglobin. Ohne diesen können wir nicht leben, denn er ist für die Sauerstoffaufnahme des Bluts verantwortlich. Ferrum phosphoricum befindet sich in jeder Körperzelle. Es ist an ihren Energieleistungen entscheidend beteiligt. Die Ernährung und der Aufbau der Muskulatur würden ohne dieses Mineral nicht funktionieren. Gedächtnis und Konzentration werden durch Ferrum phosphoricum gefördert. Beonders wichtig ist es bei Entzündungen, bei körperlichen Höchstleistungen, bei Muskelkater und Prellungen. Auch Magenkatarrh, Sommerdurchfälle und akute Rheumaschübe werden durch dieses Salz Nr. 3 günstig beeinflusst.

Frauen leiden wegen des Blutverlusts durch die Menstruation häufig an Eisenmangel.

Wenn Mangel herrscht

Eine Unterversorgung mit Ferrum phosphoricum kann zu chronischen Erkrankungen führen, z. B. zur Erschlaffung der Adern und des Darms. Auch wer häufig erkältet ist, also an Infektanfälligkeit leidet, dürfte mit dem Mineral unterversorgt sein. Zu wenig Ferrum phosphoricum führt dazu, dass Wunden schlecht heilen, dass Gedächtnis und Konzentration nachlassen, Durchblutungsstörungen auftreten (verbunden mit ewig kalten Füßen und Händen). Auch Störungen des Hautbilds, brüchige Haare und Nägel, häufiges Auftreten von Husten, Mandelentzündungen, Netzhauterkrankungen, Verrenkungen und Muskelkater können ein deutlicher Hinweis dafür sein, dass der Organismus nicht ausreichend mit Ferrum phosphoricum versorgt ist.

Salz Nr. 4: Kalium chloratum D6

Bei diesem Mineral (Kaliumchlorid) handelt es sich um ein Mittel, das für die Erregbarkeit von Nerven und Muskeln und die Übertragung von Nervenreizen eine herausragende Rolle spielt. Dadurch beeinflusst es auch den Herzrhythmus sowie die Magen- und Darmbewegungen. Es ist in jeder Zelle anzutreffen, ganz besonders in den roten Blutkörperchen, die für die Sauerstoffversorgung verantwortlich sind. Außerdem spielt es eine zentrale Rolle im Zucker- und Eiweißstoffwechsel. Vor allem der Aufbau von Eiweiß aus Aminosäuren und die Verwertung von Kohlenhydraten werden durch Kalium chloratum gefördert. Außerdem ist die Funktion der Schleimhäute stark von diesem Mineral abhängig. Bei Entzündungen und Katarrhen in diesen Bereichen ist deshalb die Gabe von Kalium chloratum erforderlich. Es löst Beläge und lässt Entzündungen besser abheilen.

Kalium ist ein an der Luft unbeständiges, mit Sauerstoff und Wasser heftig reagierendes einwertiges Alkalimetall. In seiner biochemischen Funktion ist es wichtig für das Säure-Basen-Gleichgewicht des Körpers.

Wenn Mangel herrscht

Wenn dieses Mittel im Organismus fehlt, sind häufig krankhafte Veränderungen am Herzmuskel und in der Skelettmuskulatur die Folge. Außerdem tritt aus den Schleimhäuten übermäßig viel Schleim aus, und in den Gelenken verdickt sich die Gelenkschmiere. Mit einem Wort: Der Flüssigkeitshaushalt des Körpers gerät ziemlich durcheinander. Weitere Krankheitsbilder, bei denen Kalium chloratum dringend notwendig ist, sind Heiserkeit, Bronchitis, Luftröhrenkatarrh, Schnupfen und Drüsenentzündungen. Lungen- und Rippenfellentzündungen verlaufen ohne ausreichende Versorgung mit Kalium chloratum wesentlich heftiger. Dasselbe gilt auch für Schleimbeutelentzündungen und für Entzündungen der Magenschleimhaut.

Salz Nr. 5: Kalium phosphoricum D6

Kalium phosphoricum (Kaliumphosphat) ist unerlässlich für eine gute Fließqualität des Bluts. Es ist außerdem das Nerventonikum der Biochemie und wird eingesetzt bei nervöser Überreiztheit, allgemeiner Nervenschwäche, Melancholie, nervösem Kopfschmerz, Herzklopfen mit Angstzuständen, Gedächtnisschwäche und nervösen Schlafstörungen. Das Mineralsalz ist auch das wertvollste biochemische Mittel für den Einsatz bei allen chronischen Erschöpfungskrankheiten.

Auf natürliche Weise kommt Kalium insbesondere in Kartoffeln, Spinat, Hülsenfrüchten und Bananen vor.

Wenn Mangel herrscht

Wenn die Verteilung der Kalium- und Phosphationen im Organismus gestört ist, kann dies zu Muskel- und Nervenschwäche führen. Es treten Muskelschmerzen und manchmal sogar Muskellähmungen auf. Wirkt sich der Mangel auf die Herzmuskulatur aus, so werden durch die beeinträchtigte Herzleistung alle Organe schlecht

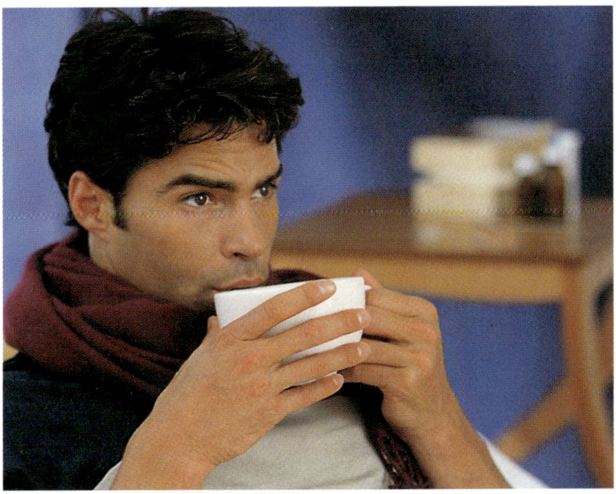

Heiserkeit, Bronchitis, Luftröhrenkatarrh? Neben schleimlösenden Tees hilft Kalium chloratum D6.

mit Blut versorgt und funktionieren nur noch ungenügend. Durch eine Stärkung der Herzmuskulatur mit Kalium phosphoricum können diese Schäden behoben werden. Wenn Körperzellen unter einem Mangel an Kaliumphosphat leiden, erschlaffen sie bis zur Lähmung. Sie zerfallen in einem Ausmaß, dass der Organismus sie nicht mehr abtransportieren kann. Folglich zersetzen sie sich im Körper und verbreiten üble Gerüche, die mit Harn, Stuhl, Atem und Schweiß nach außen dringen. Mangel an Kalium phosphoricum kann durch übermäßigen Stress hervorgerufen werden. In solchen Situationen wird das Mineralsalz verstärkt verbraucht. Auch lang anhaltendes Fieber erzeugt großen Bedarf an Kalium phosphoricum.

Auch das Rauchen erzeugt großen Bedarf an Kalium phosphoricum: Raucher haben einen weit höheren Bedarf an Kaliumphosphat als Nichtraucher.

Salz Nr. 6: Kalium sulfuricum D6

Dieses Mineral mit der chemischen Bezeichnung »Kaliumsulfat« kommt vor allem in der Haut und in den Schleimhäuten vor, meistens zusammen mit Eisen, das es bei der Sauerstoffversorgung des Organismus unterstützt. Kalium sulfuricum regt den Stoffwechsel und den venösen Blutkreislauf an. Dadurch übt es einen günstigen Einfluss auf Herz, Leber und Bauchspeicheldrüse aus. Es ist ein gutes Mittel gegen chronische Entzündungen. Auch bei Schwere und Mattigkeit in den Gliedern und bei nächtlichem Herzklopfen hat es sich sehr gut bewährt. Außerdem wird es vor allem bei Hautleiden mit Abschuppungen, bei allen chronisch-eitrigen Katarrhen der Nase, des Halses, der Bronchien, der Ohren und der Augenbindehäute erfolgreich angewendet. Es fördert die Ausscheidungs- und Entgiftungsvorgänge im Körper und hat sich auch sehr gut bei Magen-Darm-Entzündungen bewährt.

Wenn Mangel herrscht

Wenn der Organismus über zu wenig Kalium sulfuricum verfügt, kommt es zu Sauerstoffmangel. Deshalb bessern sich viele Krankheiten, die auf diesen Mangel zurückzuführen sind, beim Aufenthalt an frischer Luft. In geschlossenen und geheizten Räumen mit verbrauchter Luft dagegen verschlimmern sich diese Mangelkrankheiten, so auch gerade am Abend, wenn man sich für gewöhnlich innerhalb des Hauses aufhält. Patienten, die an einem solchen Mangelsyndrom leiden, haben ein ausgeprägtes Verlangen nach guter und kühler Luft. Wenn sie daran gehindert werden und der Mineralmangel nicht behoben wird, treten vermehrt Mattigkeit, Schwindel, Herzklopfen Angstgefühle, Traurigkeit, Kopf- und Gliederschmerzen auf.

Magnesium ist der Gegenspieler von Kalzium, d.h., dass ein Magnesiummangel auch den Kalziumhaushalt des Körpers beeinträchtigt.

Salz Nr. 7: Magnesium phosphoricum D6

Magnesium ist eines der wichtigsten Mineralien überhaupt. Es ist an den meisten Stoffwechselprozessen beteiligt. Durch die Überdüngung der Felder enthält die Nahrung oft nicht mehr genügend von dem wertvollen Mineral. Wer Alkohol trinkt, hat einen deutlich höheren Bedarf. Magnesium phosphoricum (Magnesiumphosphat) ist am Knochenaufbau beteiligt, es kann den Cholesterinspiegel im Blut senken und ist für die Funktion der Muskeln und Nerven unentbehrlich. Seine krampflösende Wirkung beugt Herzinfarkten vor. Magnesium phosphoricum kann Koliken lösen. Es ist das entkrampfende und schmerzstillende Mittel der Biochemie, weil es die Aktivität von Nerven und Muskeln dämpfen kann. Es hilft bei Krampfhusten, Asthma, Muskelzucken und rheumatischen Schmerzen.

Wenn Mangel herrscht

Zu wenig Magnesium phosphoricum im Organismus kann zu blitzartig einschießenden Schmerzen führen, die bohrend oder krampfartig sind. Sie wandern nicht selten von einem Bereich des Körpers in einen anderen, wo sie wieder wie aus heiterem Himmel auftreten. Genau so schnell hilft aber auch der Einsatz von Magnesium phosphoricum. Dieses Mineralsalz, besonders als »Heiße Sieben« eingenommen (siehe Seite 36), kann Schmerzen blitzartig zum Verschwinden bringen. Im menschlichen Körper sind ganze 25 Milligramm Magnesium vorhanden, die Hälfte davon in den Knochen. Und dennoch kann ein Mangel an diesem Mineral schlimme Folgen auslösen, von Störungen im Gehirn über Herzinfarkte bis zu chronischen Leiden oder gesteigerter Anfälligkeit für Krebs.

Magnesium phosphoricum ist das am schnellsten wirkende Mittel der Biochemie.

Salz Nr. 8: Natrium chloratum D6

Wenn die Schleimhäute auszutrocknen drohen – das erste Anzeichen sind oft trockene Augen –, dann hilft Natrium chloratum, denn es reguliert den sensiblen Wasserhaushalt im menschlichen Körper. Natrium chloratum ist eigentlich Kochsalz. Doch in der hohen Verdünnung eines Schüßler-Salzes hat es andere Wirkungen. Zu viel Kochsalz, das über die Nahrungsaufnahme in den Körper gelangt, führt in den Körperzellen zu einer krankhaften Steigerung der Flüssigkeitskonzentration. Der Grund: Die hohe Salzkonzentration bindet das Wasser. Die Zellen wehren sich dagegen und scheiden mehr Flüssigkeit aus als sonst. Dabei gehen Kochsalz und andere Nährsalze verloren, so dass der Wasserhaushalt völlig durcheinander gerät und die Nieren überlastet werden. Nur in stark verdünnter Form können die Zellen das Natrium aufnehmen und auch verkraften. Deshalb trägt Natrium chloratum D6 schließlich zur Beendigung der Störung und zur Normalisierung des Wasserhaushalts im Körper bei.

Wenn Mangel herrscht

Wenn der Natriumstoffwechsel außer Kontrolle gerät, sind Schleimhautkatarrhe, Durchfälle, Mangel an Magensäure, Verstopfung und Taubheitsgefühle in Händen und Füßen die Folge. Außerdem zeigen sich nässende Hautausschläge, Kopfschmerzen, Tränen- und Speichelfluss. Auch rheumatische Beschwerden, nervöse Störungen bis hin zur Hysterie sowie andererseits völlige Antriebsschwäche können die Folge sein. Schließlich kann es auch zu einer ansteigenden Herzfrequenz, zu Übelkeit und Erbrechen kommen.

Fehlerhafte Nierenfunktion ist oft die Ursache für einen Natriumverlust des Körpers.

Salz Nr. 9: Natrium phosphoricum D6

Natrium phosphoricum ist als phosphorsaures Natron ziemlich bekannt und auch im menschlichen Organismus weit verbreitet. Es wirkt der Übersäuerung entgegen und hält die Verdauung in Schwung. Bei vielen Stoffwechselvorgängen ist es beteiligt, und es bindet daraus entstehende Produkte, vor allem Harnsäure.

Das Mineral hat eine wichtige Aufgabe bei der Entschlackung des Körpers. Man setzt es bei Salzsäureüberschuss im Magen, Augenentzündungen, rheumatischen Krankheiten, Drüsenschwellungen, Asthma, Gicht, Ischiasschmerzen und stoffwechselbedingter Gesichtsakne ein. Auch zur Behandlung von Mandelentzündungen und Rachenkatarrh, Blasenentzündungen und Problemen mit Gallen- und Nierensteinen ist es geeignet.

Wenn Mangel herrscht

Ein Mangel an Natrium beeinflusst den Wasserhaushalt des Organismus.

Sobald Natrium phosphoricum im Körper fehlt, deutet dies auf eine erhebliche Übersäuerung des Organismus hin. Menschen, die übersäuert sind und einen Mangel an Natrium phosphoricum haben, sind sehr oft chronisch krank, klagen häufig über saures Aufstoßen, wirken missmutig, sogar ihr Schweiß riecht sauer, und ihre Gesichtsfarbe ist ungesund, fahl, gelblich und fettig glänzend.

Als Folge eines Mangels an Natrium phosphoricum und der damit verbundenen chronischen Übersäuerung kann es zu Gicht und rheumatischen Erkrankungen kommen. Auch der Fettstoffwechsel wird in Mitleidenschaft gezogen, wenn zu wenig Natrium phosphoricum zur Verfügung steht. Die Folge sind Verdauungsstörungen, vor allem nach fettreichen Mahlzeiten. Es wird darüber hinaus bei körperlicher Bewegung zu viel Milchsäure gebildet, was schließlich auch zu Muskelkater führen kann. Natrium phosphoricum wirkt hier heilsam.

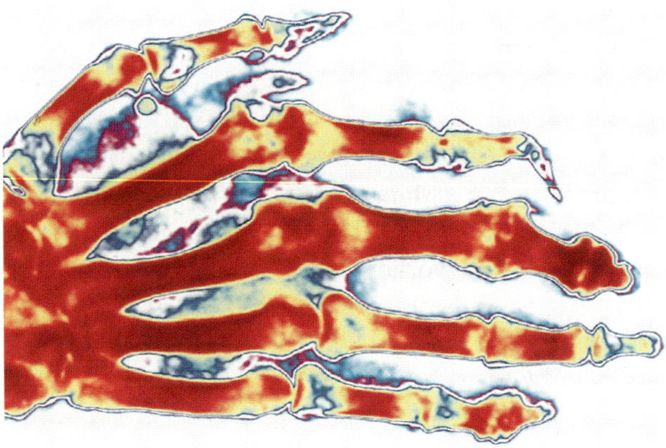

Volkskrankheit Gicht: Wenn der Säure-Basen-Haushalt des Körpers aus dem Gleichgewicht gekommen ist, hilft Natrium phosphoricum D6.

Salz Nr. 10: Natrium sulfuricum D6

Schwefelsaures Natrium, wie es in der Chemie genannt wird, kommt vor allem in den Gewebeflüssigkeiten des Körpers vor. Es leitet die Stoffwechselschlacken aus dem Organismus ab. Diese Entgiftung geschieht über die Regulation des Wasserhaushalts. Dazu regt Natrium sulfuricum die Ausscheidungsorgane, vor allem die Nieren, an.

Das Salz wird bei allen Erkrankungen von Leber, Bauchspeicheldrüse, Gallenblase, Nieren und Blase eingesetzt, außerdem bei Hautausschlägen, Flechten, nässenden Unterschenkelgeschwüren, Ödemen, grippalen Infekten, Asthma, Zuckerkrankheit, Fettsucht und Völlegefühl. Aber auch die Regulation der Verdauung gehört zum Einflussbereich von Natrium sulfuricum. Es kommt deshalb in der Medizin bei Verstopfungen und auch bei Durchfällen zum Einsatz. Sogar bei der Bekämpfung rheumatischer Erkrankungen hat es eine Bedeutung, denn das Mineral wirkt entzündungshemmend.

Natrium ist auch für die Funktionsfähigkeit und Erregbarkeit der Zellen zuständig.

Wenn Mangel herrscht

Ist zu wenig von dem Salz in unserem Organismus vorhanden, treten vor allem sehr unangenehme Wasseransammlungen (Ödeme) auf. Es kann in der Folge auch zu unkontrollierten Harnabgängen und Bettnässen kommen, wenn Mangel an Natrium sulfuricum herrscht. Wenn man sich total abgeschlagen fühlt, obwohl kein Fieber vorliegt, kann es ebenfalls mit dem Mangel an diesem Salz zusammenhängen. Ein grippaler Infekt ist oft die Folge. Wenn Milz und Leber beim Betasten empfindlich reagieren, sich vergrößert anfühlen und stichartige Schmerzen machen, liegt ebenfalls der Verdacht auf Mangel an Salz Nr. 10 nahe.

Salz Nr. 11: Silicea D12

In der Natur kommt Silizium (lat. silex: Kiesel, Feuerstein) in Sand, Quarz und Bergkristall vor.

Hierbei handelt es sich um die bekannte Kieselsäure, die für den Körper als Bestandteil des Bindegewebes unentbehrlich ist. Sie ist an der Bildung von Kollagen beteiligt, jener Eiweißsubstanz, die für eine straffe Haut verantwortlich ist. Silicea wird gebraucht für den Aufbau von Knorpel, Sehnen, Bändern und Knochen. Es sorgt für die Elastizität und die Festigkeit der Haare, der Nägel und der Knochen.

Da Silicea in allen menschlichen Zellen vorkommt, hat das Mineral entsprechend vielfältige Wirkungen. Es aktiviert die Vermehrung der weißen Blutkörperchen (Leukozyten), die eindringende Krankheitskeime abwenden. Deshalb wird Silicea bei allen eitrigen Entzündungen eingesetzt. Wunden, eitrige Geschwüre und Abszesse heilen durch Silicea rascher aus, ebenso Fisteln. Das Mittel fördert sogar die Lösung von Harnsäure und entsprechenden Ablagerungen im Körper. Es wird deshalb als Mittel gegen Gicht und Nierengrieß eingesetzt, vor allem aber gegen erschlaffte Gefäßwände, Krampfadern, Hämorrhoiden und Hautfalten.

Wenn Mangel herrscht

Im Alter verarmt der Körper an Bindegewebe. Das liegt auch am Mangel an Silicea. Die Folgen sind Runzeln und tiefe Falten. Die ehedem glatte Haut wird rissig und spröde, es kommt zu Haarausfall und brüchigen Nägeln. Wer unter Siliceamangel leidet, neigt zu Kopfschmerzen, die sich vom Nacken her ausbreiten. Außerdem werden Menschen mit einem zu geringen Siliceahaushalt öfter krank, sie frieren leichter und erkälten sich häufiger. Regelmäßige Einnahme von Silicea beugt solchen Alterserscheinungen vor.

Salz Nr. 12: Calcium sulfuricum D6

Dieser schwefelsaure Kalk komplettiert die zwölf Schüßler-Salze. Landläufig wird schwefelsaurer Kalk als Gips bezeichnet. Dieses Mineral hat im Vergleich zu den elf anderen Salzen einen verhältnismäßig kleinen Wirkungskreis. Dr. Wilhelm Heinrich Schüßler hatte es anfänglich in sein System aufgenommen, später aber wieder entfernt. Nach seinem Tod im Jahr 1898 wurde es von der Biochemie jedoch neu entdeckt und rehabilitiert.
Es wurde festgestellt, dass Calcium sulfuricum in Leber, Galle und Muskeln vorkommt, und dass das Mineral besonders auf Schleimhäute eine lösende und ausscheidende Wirkung ausübt. Die wichtigsten Anwendungsgebiete von Calcium sulfuricum sind Abszesse und Eiterherde. Bei Eiterungsfisteln ist das Mineral als biochemisches Mittel nahezu unentbehrlich. Man setzt es im Übrigen auch bei schweren Katarrhen mit viel Sekretbildung ein. Sehr gute Erfolge wurden auch schon bei Nasennebenhöhlenentzündungen und schwer löslichem Husten erzielt.

Calcium sulfuricum beeinflusst die Sekretbildung des Organismus.

Wenn Mangel herrscht

Ein Mangel an diesem Mineral ist eher selten, und er kann oft auch durch andere Mineralien ausgeglichen werden, z. B. durch Natrium phosphoricum oder Silicea. Dennoch soll hier festgehalten werden, dass Calcium sulfuricum am Aufbau von Knorpelmasse beteiligt ist und in einer Reihe von Aminosäuren vorkommt, den wichtigsten Eiweißbausteinen also. Auch im Enzym- und Hormonhaushalt des Organismus spielt es eine bedeutende Rolle. Deshalb könnte ein Mangel zu Energieverlust und Schwächen im Bewegungsapparat führen, zu Infektionsanfälligkeit und verzögerter Heilung.

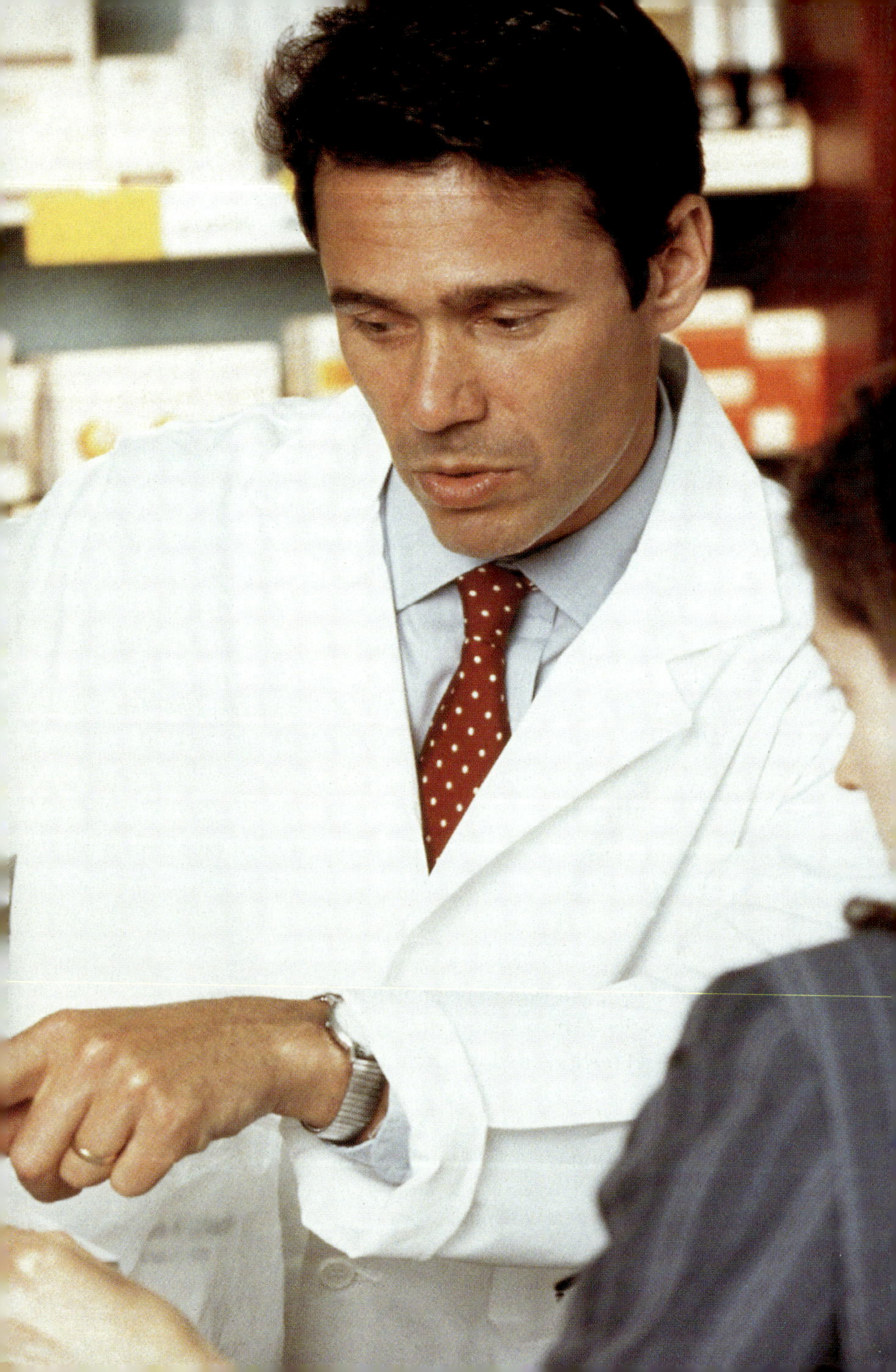

Die Anwendungen

Wer sich für seine Gesundheit – und damit auch für eine Krankheit – in erster Linie selbst verantwortlich fühlt, wird nach Möglichkeit auch die Behandlung eigenverantwortlich durchführen wollen. Die Selbstmedikation mit Schüßler-Salzen ist dafür eine einfache und doch sehr wirkungsvolle Möglichkeit. Bevor im nächsten Kapitel die Beschwerdebilder beschrieben und die dafür jeweils geeigneten Salze und ihre optimale Dosierung genannt werden, hier erst einmal die wichtigsten Grundsätze für deren Anwendung.

Die Anwendung von Schüßler-Salzen sollte natürlich durch eine gesunde Ernährung mit Vollwertprodukten und ausreichender Flüssigkeitszufuhr unterstützt werden.

Grenzen der Selbstmedikation

Eigentlich ist es selbstverständlich, aber zur Sicherheit soll hier der wichtigste Grundsatz für eine Selbstbehandlung noch einmal eindeutig formuliert werden: Bei allen unklaren Erkrankungen, bei schweren Verläufen mit Fieber, bei heftigen Beschwerden, die auch nach ein bis zwei Tagen nicht nachlassen, muss ein Arzt aufgesucht werden. Ist die Diagnose klar und die Behandlungsweise festgelegt, kann in Absprache mit dem Arzt zur Unterstützung der Behandlung eine Therapie mit Schüßler-Salzen durchgeführt werden. Bei vielen Erkrankungen, die später im Kapitel »Heilen mit den Schüßler-Salzen«, Seite 41ff., genannt sind, wird dieser Hinweis auf den Arzt noch einmal wiederholt.

In jedem Zweifelsfall gilt auch bei der Behandlung mit Schüßler-Salzen: Fragen Sie Ihren Arzt oder Apotheker.

Wichtige Hinweise für die Einnahme

Bei chronischen Krankheiten ist die Einnahme über einen längeren Zeitraum unerlässlich. Die empfohlene Dosis beträgt 3-mal 2 Tabletten pro Tag.

▶ Im akuten Krankheitsfall ist es wichtig, die Tabletten in sehr kurzen Abständen einzunehmen. Bewährt hat sich die Dosis von 2 Tabletten alle 10 Minuten. Bei manchen fiebrigen Entzündungsprozessen ist sogar die Einnahme in Abständen von 5 Minuten möglich.

▶ Die Mittel sollten im Allgemeinen langsam auf oder unter der Zunge zergehen, damit sie möglichst im Mund schon gänzlich von den Schleimhäuten aufgenommen werden können.

▶ Falsch ist es, sie mit Mineralwasser oder Tee hinunterzuspülen. Sie sollten nämlich nach Möglichkeit gar nicht in den Magen gelangen, weil sie dort durch die Säurewirkung verändert werden können.

Beim Auflösen der Schüßler-Salze in Wasser sollten Sie zum Umrühren keinen Metalllöffel verwenden, weil er mit der natürlichen elektrischen Ladung des Minerals reagieren und dadurch die Wirksamkeit des Mittels verändern könnte.

Die »Heiße Sieben«

Eine Sonderform der Einnahme ist die »Heiße Sieben«. Gemeint ist das Salz Nummer 7, Magnesium phosphoricum, das zur Wirkungsverstärkung in hoher Dosierung in heißem Wasser gelöst eingenommen wird. Dazu gibt man 10 Tabletten in 1/2 Glas heißes Wasser, löst sie darin auf und trinkt die Mischung schluckweise. Die Heiße Sieben ist auch mehrfach hintereinander anzuwenden, bis sich die Beschwerden gebessert haben.

▶ Auch andere Salze können durchaus in heißem Wasser gelöst eingenommen werden. Dies ist zwar in unseren Breiten nicht üblich, aber die Inder, die auf Schüßler-Salze schwören, wenden fast nur die heiße Form der Einnahme an.

▶ Wenn mehrere Mittel zur Behandlung der Beschwerden genannt sind, so sollten diese nicht gemischt eingenommen werden, sondern stets im Wechsel.

▶ Die günstigste Zeit der Einnahme ist – abgesehen vom akuten Fall mit seinen kurzen Einnahmeintervallen – 1/2 Stunde vor einer Mahlzeit. Auch die Einnahme etwa 1 Stunde nach dem Essen ist günstig. In beiden Fällen hat der Körper nämlich die Möglichkeit, auch die Anteile der Salze, die man hinuntergeschluckt hat und die nicht im Mund aufgenommen werden konnten, noch zu resorbieren.

- Bei Kindern muss man eine Einnahmeform anwenden, die ihrem Alter entspricht. Für Flaschenkinder zerquetscht man die Tabletten in der entsprechenden Dosierung und löst sie im Flascheninhalt auf. Wenn die Kleinen die Nahrungsaufnahme verweigern, kann man die zerquetschten Tabletten auf die Innenseite der Wangen auftragen, wo sich die Mittel rasch auflösen. Eine andere Möglichkeit: einen abgekochten Gummischnuller in das Pulver der zerquetschten Tabletten tauchen und das Kind daran saugen lassen.
- Für Brustkinder muss die Mutter die Mittel einnehmen und sie dann über die Muttermilch an den Organismus ihres Säuglings abgeben.

Wenn die Beschwerden nicht abklingen, muss unbedingt ein Arzt aufgesucht werden.

Verhalten im akuten Fall

Bei plötzlich und sehr heftig einsetzenden Schmerzen, bei Fieberanfällen, Schüttelfrost, Krämpfen und Koliken, bei Herzrasen, Kreislaufschwäche, plötzlichem Schwindel und Erbrechen spricht man von einer akuten Erkrankung. Es ist jetzt enorm wichtig, dem Körper sofort und in kurzen Abständen einen Heilreiz zu vermitteln. Durch die häufige Einnahme der Mittel wird dieser Reiz ausgelöst. Es dauert dann meist nicht lange, bis die Beschwerden verschwinden. Im Allgemeinen ist schon innerhalb einer oder mehrerer Stunden der Erfolg da. Der Körper hat die Krankheit überwunden und geht gestärkt aus dem Kampf hervor. Die Reize der Schüßler-Salze haben seine Abwehrmechanismen und seine Selbstheilungskräfte mobilisiert.

Verhalten in chronischen Fällen

Wenn eine Krankheit schon lange andauert und einen chronischen Verlauf nimmt, werden die Schüßler-Salze vor allem als Begleittherapie zu den ärztlichen Maßnahmen eingenommen. Bewährt hat sich hier eine Dosierung von 2-mal 2 oder 2-mal 3 Tabletten pro Tag.

Gerade bei chronischen Krankheiten hat die Behandlung mit Schüßler-Salzen enorme Erfolge erzielt.

Wechselwirkung mit anderen Mitteln

Eine biochemische Therapie mit Schüßler-Salzen kann mit verschiedenen anderen Naturheilmethoden kombiniert werden, oder sie kann schulmedizinische Behandlungsweisen unterstützen. Gut passt Schüßlers Biochemie auch zu allen Anwendungen mit Wasser (Kneippkuren), Sonne, Luft, Licht, Wärme, Gymnastik, Atemtherapien, zu Massage und Bewegungstherapien –

Vor der Einnahme entspannen

Am besten wirken Schüßler-Salze auf einen entspannten Organismus . Für die »Entspannung mit dem großen Ypsilon« braucht man 1 Dinkelkissen und 3 Kirschkernsäckchen. 2 der Säckchen im Backofen oder der Mikrowelle auf ca. 120 °C erwärmen. Das dritte kurz in der Gefriertruhe oder im Kühlschrank auf etwa 8 bis 10 °C abkühlen. Das Dinkelkissen auf den Boden legen, die heißen Kirschkernsäckchen in Y-Form dazu anordnen. Mit der Hüftregion bäuchlings auf das Dinkelkissen legen, unter den Kopf das kalte Kirschkernsäckchen schieben, Hände und Armgelenke auf die heißen Säckchen legen. Den Körper jetzt durchhängen, der Erde entgegenfallen lassen. Langsam und tief atmen, Augen schließen, der Körper wird von den Y-Punkten allein getragen. Anwendungsdauer 5 bis 7 Minuten.

also im Grund zu allen bio-physikalischen Anwendungen. Am besten passt die Biochemie jedoch zur Homöopathie, denn die Homöopathie ist ebenfalls eine Reiztherapie, wenn sie auch anders funktioniert als eine Behandlung mit Schüßler-Salzen.

Die zwölf Salze im Überblick

- **Calcium fluoratum D12** – gut für Zähne, Knochen, elastische Fasern, Hautzellen und Bindegewebe
- **Calcium phosphoricum D6** – gut als Aufbaumittel für Zähne und Knochen, für die Regeneration des Bluts, bei Nervenschwäche und Menstruationsbeschwerden
- **Ferrum phosphoricum D12** – Entzündungsmittel, Fiebermittel, auch Schmerz- und Muskelmittel
- **Kalium chloratum D6** – Entzündungsmittel, gut für Schleimhäute und Drüsen
- **Kalium phosphoricum D6** – Nervenmittel, gut bei Lähmungserscheinungen, Infektionen und hohem Fieber
- **Kalium sulfuricum D6** – Entgiftungs- und Entzündungsmittel, außerdem gut für Schleimhäute und Venen
- **Magnesium phosphoricum D6** – Nervenmittel, gut bei Krämpfen und Koliken, besonders bei Muskelschmerzen
- **Natrium chloratum D6** – gut als Aufbaumittel, bei Blutarmut und Bleichsucht
- **Natrium phosphoricum D6** gut bei Übersäuerung des Organismus
- **Natrium sulfuricum D6** – Ausscheidungsmittel, sehr gut für alle entsprechenden Organe wie Leber, Gallenblase, Bauchspeicheldrüse, Nieren, Darm
- **Silicea D12** – gut für Bindegewebe, Haare, Nägel, bei Eiterungen und zu viel Harnsäure
- **Calcium sulfuricum D6** – gut gegen eiternde Fisteln und Katarrhe

Mit Schüßler-Salzen in Ihrer Hausapotheke sind Sie gegen alle Eventualitäten gewappnet.

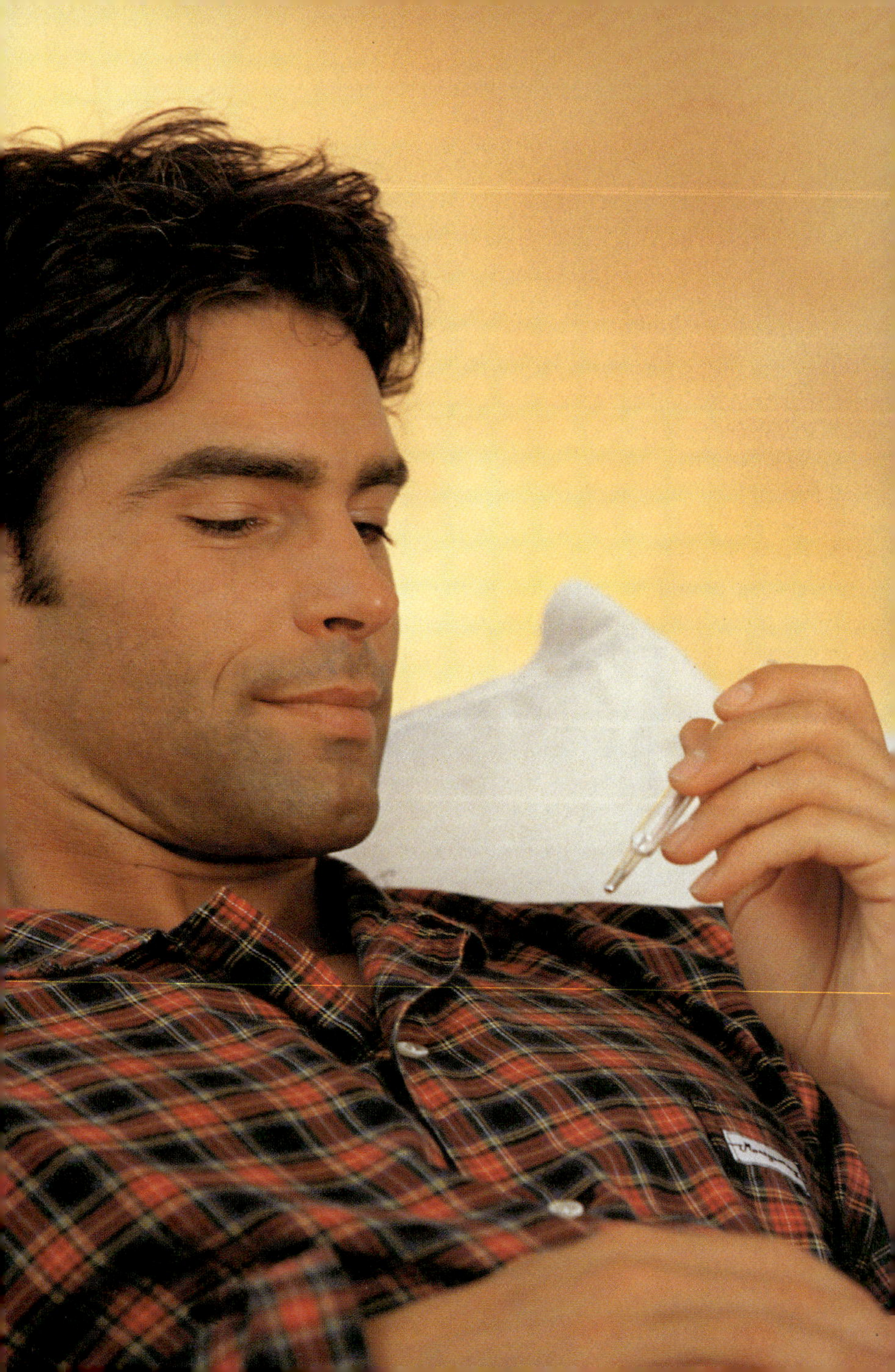

Heilen mit den Schüßler-Salzen

Die Selbstmedikation mit Schüßler-Salzen ist denkbar einfach, wie im Kapitel »Die Anwendungen«, Seite 35ff., nachzulesen ist. Welches Salz sich zur Heilung welcher Beschwerden eignet, erfahren Sie hier. Manchmal ist mehr als eines genannt, weil eben mehrere infrage kommen. Sie können dann kombiniert werden. In der Praxis hat sich gezeigt, dass bei maximal drei bis vier kombinierten Salzen die Wirkung rasch und zuverlässig eintritt. Mischt man jedoch noch weitere Salze dazu, verlangsamt sich die Wirkung und wird schwächer.

Entzündungen gehen immer mit einer Steigerung der Gewebe- oder der Körpertemperatur einher.

Symptome und dafür geeignete Salze

Am schnellsten helfen Schüßler-Salze, wenn man die Beschwerden genau diagnostiziert und dann das dafür geeignete Mittel als Alleinmittel gezielt einsetzt. Achten Sie auf die Symptome und den bisherigen Krankheitsverlauf, und befragen Sie im Zweifelsfall Ihren behandelnden Arzt oder Heilpraktiker.

Abszess

Wenn sich schmerzhafte, heiße Entzündungsherde bilden, nimmt man Ferrum phosphoricum D12. Solange nur eine Schwellung besteht, kann man auch zwischen Ferrum phosphoricum D12 und Kalium chloratum D6 abwechseln. Kommt es zur Eiterbildung, wendet man Silicea D12 an. Es lässt den Abszess rasch reifen. Zusätzlich empfiehlt sich Calcium sulfuricum D12, weil es auch beim Abheilen hilft.

Eine genaue Diagnose ist die beste Heilungsgarantie. Fiebermessen gehört dazu.

Abwehrschwäche (Immunschwäche)

Wer infektanfällig ist und sich ständig mit Erkältungskrankheiten herumschlagen muss, hat mit hoher Wahrscheinlichkeit ein gestörtes Immunsystem. Dagegen kann man im akuten Fall Silicea D12 einsetzen, weil es anregend auf die Abwehrzellen des Körpers wirkt. Für eine dauerhafte Immunstärkung empfiehlt sich folgendes 12-wöchiges Programm: 4 Wochen lang täglich 3-mal 2 Tabletten Ferrum phosphoricum D12. Danach weitere 4 Wochen lang täglich 3-mal 2 Tabletten Magnesium phosphoricum D6. In den letzten 4 Wochen täglich 3-mal 2 Tabletten Kalium sulfuricum D6 (Kinder nehmen jeweils 3-mal täglich 1 Tablette).

Als ergänzende Therapie bei der Aknebehandlung wird die regelmäßige Einnahme von Arsenum jodatum D12 empfohlen.

Akne

Gegen diese insbesondere bei Jugendlichen auftretende Hauterkrankung empfiehlt es sich, einige Monate lang über den Tag verteilt 6 Tabletten Natrium phosphoricum D6 einzunehmen. Bei stark eitrigen Pusteln haben sich stattdessen Tabletten mit Silicea D12 bewährt.

Angstgefühle

Während sie früher nur als Störung im Nervensystem angesehen wurden, gelten Angstattacken heute als echtes Krankheitsbild. Die Ursachen sind vielfältig. Z.B. können Frauen, die in den Wechseljahren stehen, davon betroffen sein, oder Heranwachsende, deren Entwicklung gestört ist. Meistens kommen zur Angst noch organische Reaktionen wie häufige Schweißausbrüche, Herzrasen, hartnäckige Verdauungsstörungen, Probleme mit dem Kreislauf, Gedächtnistrübung. Zur Therapie empfehlen sich bei erhöhter Nervosität 3-mal täglich 2 Tabletten Kalium phosphoricum oder Magnesium phosphoricum. Wenn Atemnot herrscht, hilft im Wechsel in gleicher Dosierung Kalium sulfuricum D6. Bei depressiver Stimmungslage empfiehlt sich – ebenfalls in der gleichen Dosis – Lithium chloratum D12.

Aphthen

Diese Entzündung der Mundschleimhaut behandelt man mit Ferrum phosphoricum D12. Es hat sich bewährt, 15 Minuten 1 Tablette im Mund zergehen zu lassen. Bei weißen Belägen auf den Schleimhäuten nimmt man stündlich 1 Tablette Kalium chloratum D6. Bei Bläschen in den Mundwinkeln hilft Natrium chloratum D6 in gleicher Dosierung.

Bei Aphthen empfiehlt sich zusätzlich, mit Salbeitee zu spülen bzw. zu gurgeln.

Antriebsschwäche

Dazu kommt es oft nach schweren Infekten, bei erhöhtem Stress und überreizten Nerven. Einen kräftigen Anschub kann hier Kalium phosphoricum D6 bringen. Am besten löst man bereits vor dem Frühstück 10 Tabletten in heißem Wasser auf und nimmt den Trunk schluckweise, aber möglichst heiß, zu sich. Wenn der Morgenantrieb nicht genügt, kann diese Anwendung bis zu 3-mal täglich wiederholt werden.

Arteriosklerose

Die wichtigsten Mittel der Schüßler-Therapie gegen diese Zivilisationskrankheit sind 3-mal täglich 1 Tablette Calcium fluoratum D12 für die Verbesserung der Gefäßelastizität. Es sollte als Begleittherapie zur ärztlichen Versorgung dauerhaft eingenommen werden. Dazu in Kombination Silicea D12 (gleiche Dosierung) zur Verhinderung des Fortschreitens der Krankheit. Magnesium phosphoricum D6 nimmt man bei Verengung der Arterien und bei Schmerzen im Bereich des Herzes.

Die Dosis beträgt 5-mal täglich 1 Tablette. Kalium phosphoricum D12 wird besonders bei Beklemmungen, drohendem Herzversagen und depressiver Stimmung empfohlen. Die Dosis: 6-mal täglich 1 Tablette.

Arthrose

Zur Linderung von schmerzhaften Gelenkabnutzungen haben sich bewährt: Calcium fluoratum D12, Calcium phosphoricum D6 und Natrium chloratum D6, 3-mal 2 Tabletten im täglichen Wechsel eingenommen.

Bronchialasthma entsteht auf allergischer Basis oft in Anschluss an Grippe oder Lungenentzündung und auch bei chronischen Erkrankungen von Hals und Nase.

Asthma

Auch gegen diese immer mehr um sich greifende Atemwegserkrankung gibt es eine Begleittherapie mit Schüßler-Salzen, die zusätzlich zu den jeweiligen ärztlich verordneten Medikamenten angewandt werden sollte. Für die verschiedenen Beschwerdeformen stehen folgende Salze zur Verfügung: bei akuten Anfällen alle 5 Minuten 1 Tablette Kalium phosphoricum D6. Nach Abklingen der akuten Phase alle 2 bis 3 Stunden 1 Tablette. Bei Anfällen, die mit Leibschmerzen verbunden sind: alle 5 Minuten 1 Tablette Magnesium phosphoricum D6. Nach Abklingen alle 2 bis 3 Stunden 1 Tablette. Wenn schwer löslicher, heller Schleim das Atmen behindert und Herzbeklemmungen auftreten: alle 15 Minuten 1 Tablette Kalium chloratum D6. Zur Kräftigung des Lungengewebes 4-mal täglich 1 Tablette Silicea D12.

Aufstoßen

Wenn man unter Sodbrennen oder Aufstoßen leidet, was meist nach dem Verzehr fettreicher und süßer Speisen vorkommt, nimmt man über den Tag verteilt 4 bis 6 Tabletten Natrium phosphoricum D6 ein. Bei Aufstoßen mit bitterem Beigeschmack wird Natrium sulfuricum in gleicher Dosierung empfohlen. Gegen Sodbrennen (saures Aufstoßen mit brennendem Rückfluss in die Speiseröhre) hat sich besonders Calcium phosphoricum bewährt. Dosierung: 4 bis 6 Tabletten über den Tag verteilt.

Bandscheibenerkrankungen

Bandscheibenschäden sind eine weit verbreitete Krankheit. Auch immer mehr jüngere Menschen sind davon betroffen. Als eine der Hauptursachen gelten Bewegungsmangel oder einseitige Belastungen durch sitzende Tätigkeit, aber auch Schwerstarbeit und Leistungssport. Als Therapeutikum hat sich die Einnahme von Calcium fluoratum D12 im Wechsel mit Silicea D12 sehr bewährt. Die Dosis: 6 Tabletten (je 3) täglich über einen längeren Zeitraum hinweg einnehmen.

Beim Bandscheibenvorfall tritt das weiche Gewebe des Bandscheibenkerns durch Risse im Faserring der Bandscheibe nach außen. Es drückt auf das Längsband der Wirbelsäule und auf die in der Nähe liegenden Nervenwurzeln.

Langzeitprogramm für Bandscheiben und Gelenke

In Intervallen von 7 Tagen werden die folgenden Mittel eingesetzt:

- **1. Tag:** Calcium fluoratum D12
- **2. Tag:** Calcium phosphoricum D12
- **3. Tag:** Natrium chloratum D12
- **4. Tag:** Calcium fluoratum D12
- **5. Tag:** Calcium phosphoricum D12
- **6. Tag:** Natrium chloratum D12
- **7. Tag:** Calcium fluoratum D12

Anwendung: über den Tag verteilt 6-mal je 2 Tabletten (ca. alle 2 Stunden) langsam im Mund zergehen lassen. Die erste Dosis morgens beim Aufstehen nüchtern, die 5 weiteren vor den Mahlzeiten und zwischendurch einnehmen.

Bindehautentzündung

Wenn es sich um Conjunktivitis catarrhalis, den Bindehautkatarrh, handelt, ist das wichtigste Mittel Ferrum phosphoricum D12. Es hat eine entzündungshemmende Wirkung. Die empfohlene Dosierung: alle 15 Minuten 1 Tablette im Mund zergehen lassen. Bewährt hat sich auch, Ferrum phosphoricum D12 im Wechsel mit Natrium chloratum D6 einzunehmen. Bei Kindern, die häufig zu Bindehautentzündungen neigen, gibt man 3-mal täglich 1 Tablette Natrium sulfuricum D6. Dieses Mittel hilft auch bei Bläschenbildung auf der Bindehaut.

Blähungen oder Flatulenzen werden von einer Aufblähung des Darms oder des Magens ausgelöst: Schlecht verdaute Nahrungsmittel haben sich dort zersetzt und Faulgase gebildet.

Blähungen

Wenn Magenschmerzen mit Blähungen einhergehen, hilft die »Heiße Sieben«. Man gibt 10 Tabletten Magnesium phosphoricum D6 in eine Tasse und übergießt sie mit möglichst heißem Wasser. Die Lösung wird langsam und schluckweise eingenommen (etwa alle 2 bis 3 Minuten 1 Teelöffel). Wenn die Blähungen mit saurem Aufstoßen einhergehen, nimmt man 6-mal täglich 1 Tablette Natrium sulfuricum D6 im Wechsel mit Calcium fluoratum D12 und lässt sie langsam im Mund zergehen.

Bläschenausschlag (z. B. Herpes)

Welches Schüßler-Salz bei Bläschen auf der Haut infrage kommt, hängt von deren Inhalt ab. Bei hellem, wässrigem Bläscheninhalt ist Natrium chloratum D6 das richtige Mittel. Man nimmt 5-mal täglich 1 Tablette. Bei gelblichem Bläscheninhalt: Natrium sulfuricum D6, 5 Tabletten täglich. Wenn die Flüssigkeit wässrig-blutig ist, hilft Kalium phosphoricum D6. In diesem Fall alle 15 Minuten 1 Tablette im Mund zergehen lassen. Bei eitrigen Bläschen nimmt man Silicea D12, mindestens

3-mal täglich. Nach dem Aufbrechen der Bläschen sollte dann Kalium sulfuricum D6 in der Dosierung 3-mal täglich 2 Tabletten angewendet werden.

Blasenkatarrh/Blasenentzündung

Diese bakterielle Infektionskrankheit bekämpft man durch die Einnahme von Ferrum phosphoricum D12. Dosierung: 3 bis 4 Tabletten pro Stunde im Mund zergehen lassen. Ab dem zweiten Tag im Wechsel mit Natrium phosphoricum D6 einnehmen. Wenn die Beschwerden abklingen, genügen ab dem dritten Tag je 3-mal 2 Tabletten. Wenn Eiter mit dem Urin abgeht, sollte man 6-mal täglich Silicea D12 einnehmen. Bei chronischer Blasenentzündung empfiehlt es sich, Silicea D12 und Natrium phosphoricum im Wechsel einzunehmen, je nach Schwere 3-mal täglich 2 bis 3 Tabletten.

Ferrum phosphoricum D12 ist ein wichtiger Entzündungshemmer und bei Erkrankungen der Atemwege äußerst hilfreich.

Bronchitis (Bronchialkatarrh)

Sobald es im Hals kratzt, die Bronchien sich verkrampfen und Hustenreiz auftritt, sollte man Schüßler-Salze zur Hand haben. Empfohlene Maßnahme: alle 1/2 Stunde 1 Tablette Ferrum phosphoricum D12 im Mund zergehen lassen. Wenn Krampfhusten einsetzt und zäher Schleim die Atmung erschwert, werden alle 15 bis 30 Minuten 10 Tabletten Magnesium phosphoricum D6 in 1 Tasse mit heißem Wasser gelöst und schluckweise getrunken. Zur Ergänzung kann man, besonders bei schleimigem Auswurf, immer wieder 1 Tablette Calcium fluoratum D12 im Mund zergehen lassen. Sind die Beschwerden von Fieber und Schweißausbrüchen begleitet, sollte man stündlich 1 Tablette Kalium chloratum D6 lutschen. Als ergänzendes Mittel bei einem chronischen Verlauf hat sich Manganum sulfuricum D12 bewährt. Man nimmt 4-mal am Tag 1 Tablette.

Brustdrüsenentzündung (Mastitis)

Eine Brustdrüsenentzündung kann auftreten, wenn überschüssige Milch nicht abgepumpt wird oder das Kind zu lange angelegt wird.

Diese vor allem bei stillenden Müttern gefürchtete Entzündung führt zu einer schmerzhaften Rötung der Brustwarzen und der Warzenhöfe. Es kann zu Fieber kommen und zum Anschwellen der Lymphknoten. Man greift am besten zum Entzündungshemmer Ferrum phosphoricum D12 und lässt im Wechsel mit Natrium phosphoricum D6 alle 15 Minuten 1 Tablette im Mund zergehen. Falls Fieber auftritt, stündlich 1 Tablette Kalium phosphoricum D6. Wenn sich Eiter bildet, müssen die Herde zunächst aufgeweicht werden. Dazu nimmt man täglich 6-mal (etwa alle 2 bis 3 Stunden) 1 Tablette Calcium fluoratum D12. Für die Rückbildung der Eiterherde empfiehlt es sich danach, 6-mal täglich 1 Tablette Silicea D12 im Mund zergehen zu lassen.

Depressive Stimmung: siehe *Psychische Probleme*

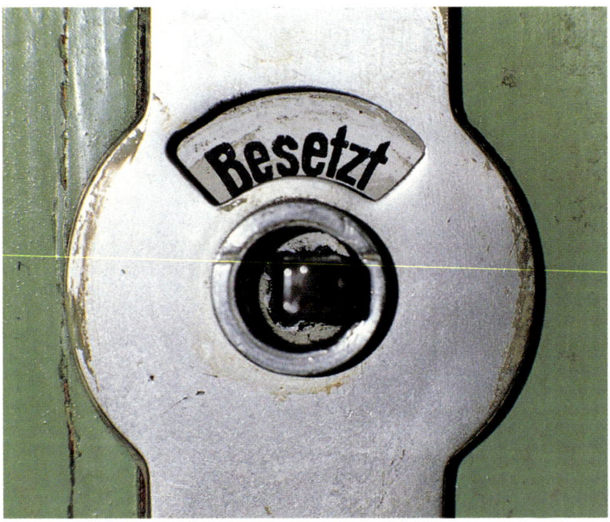

Nehmen Sie Durchfall ernst: Er dehydriert und zehrt aus. Schüßler-Salze können helfen.

Durchfall

Durch Bakterieninfektionen kommt es oft zu schweren Verdauungsstörungen mit Durchfällen. Aber auch Schimmel, Hefepilze, Nahrungsallergien, manche Medikamente und Krankheiten im Magen-Darm-Trakt können schuld sein an wässrigen, ungeformten Stühlen. Wenn es bei wässrigen Durchfällen zu Bauchkrämpfen kommt, hilft meist Magnesium phoshoricum D6. Dosierung: alle 5 Minuten 1 Tablette in heißem Wasser gelöst einnehmen. Bei schleimigen Durchfällen lässt man alle 5 bis 10 Minuten 1 Tablette Natrium chloratum D6 im Mund zergehen. Wenn Fieber, Leibschmerzen und Erbrechen hinzukommen, können alle 15 Minuten eingenommene Tabletten Ferrum phosphoricum D12 helfen. Übel riechende Durchfälle bekämpft man mit Kalium phosphoricum D6, das alle 30 Minuten eingenommen werden soll. Säuerliche Durchfälle von Kleinkindern, insbesondere wenn sie mit gelblichem Zungenbelag verbunden sind, werden mit Natrium phosphoricum D6 behandelt. Man gibt alle 1/2 Stunde 1 Tablette.

Vor allem bei Urlauben in fremden Ländern kann es leicht zu Durchfallerkrankungen kommen. Nehmen Sie Schüßler-Salze in Ihrer Reiseapotheke mit.

Drüsenschwellungen

Sie kommen vor allem bei Entzündungen vor, z. B. am Zahnfleisch, an der Zahnwurzel, auf der Haut und bei Infektionen durch Verletzungen (Blutvergiftung). Die Lymphdrüsen sind Organe unserer körpereigenen Abwehr, die sich durch die starke Belastung im Infektionsfall entzündlich verändern und dadurch dick werden. Das entzündungshemmende Ferrum phosphoricum D12 ist hier genau das richtige Mittel. Am besten lutscht man alle 10 Minuten 1 Tablette. Die Wirkung wird noch verbessert, wenn man Ferrum phosphoricum D12 mit Kalium chloratum D6 abwechselt. Wenn die Lymphknoten bei Berührung stark schmerzen, sollte man außerdem 6-mal täglich zu Silicea D12 greifen. Wenn die Drüsen sich hart anfühlen, hilft meistens eine Behandlung mit Calcium fluoratum D12, 3-mal täglich.

Erkältungen

Wer in der Übergangszeit oder im Winter urplötzlich eine Erkältung bekommt, die von Fieberschüben und Benommenheit begleitet ist, sollte unbedingt zum Arzt gehen. Es könnte sich um eine Grippe handeln, und damit ist bekanntlich nicht zu spaßen. Mit Schüßler-Salzen hat man außerdem eine Soforthilfe parat: Ferrum phosphoricum D12, den Entzündungshemmer. Alle 10 Minuten 1 Tablette im Mund zergehen zu lassen, kann viel zur Heilung beitragen. Bei schweren Gliedern empfiehlt sich eine Behandlung mit Kalium phosphoricum D6: alle 15 Minuten 1 Tablette.

Der Ausbruch einer Erkältung lässt sich im Anfangsstadium häufig durch eine Schwitzkur und hohe Gaben von Vitamin C abwenden.

Fieber

Bei nur leicht erhöhten Temperaturen alle 10 Minuten 1 Tablette Ferrum phosphoricum D12 im Mund zergehen lassen. Wenn das Fieber über 39 °C ansteigt, nimmt man stattdessen Kalium phosphoricum D6 in gleicher Dosierung ein.

Wenn zahnende Kinder fiebrig werden, gibt man stündlich 1 Tablette Ferrum phosphoricum D12 im Wechsel mit Silicea D12.

Fingernägel, brüchige

Wenn es nur die Nägel sind, die Probleme machen: täglich 3-mal 2 Tabletten Silicea D12. Wenn jedoch eine allgemeine Bindegewebsschwäche besteht, nimmt man im täglichen Wechsel Silicea D12 und Calcium fluoratum D12, und zwar jeweils 3-mal 2 Tabletten.

Füße, kalte

Bei unklarer Ursache von ständig kalten Füßen sollten Sie es einmal damit probieren: Bereiten Sie sich jeden Morgen (bei Bedarf auch zusätzlich abends) eine »Heiße Sieben«, indem Sie 5 bis 10 Tabletten Magnesium phosphoricum D6 in 1 Tasse mit heißem Wasser auflösen. Trinken Sie sie möglichst heiß und in kleinen Schlucken.

Gallenblasenerkrankungen

Nach allzu üppigen und fetten Speisen, z. B. an Festtagen, kommt es nicht selten zu Stockungen des Gallenflusses. Hier können Natrium phosphoricum D6 und Natrium sulfuricum D6 Abhilfe schaffen, wenn man im Wechsel alle 10 Minuten 1 Tablette im Mund zergehen lässt.

Eine Entzündung der Gallenblase gehört dagegen in ärztliche Behandlung. Zur Unterstützung nimmt man im akuten Fall alle 15 Minuten eine Kombination von je 1 Tablette Ferrum phosphoricum D12 und Natrium sulfuricum D6. Bei chronischen Verläufen Kalium phosphoricum D6 im Wechsel mit Natrium sulfuricum, je 3 Tabletten, täglich einnehmen.

Kennzeichen einer Gallenblasenentzündung sind Druckschmerzen im rechten Oberbauch und Verspannungen der Bauchdecke.

Gallensteine

Bei Koliken und Krämpfen hilft Magnesium phosphoricum D6 in folgender Dosierung: alle 3 bis 5 Minuten 1 Tablette in heißem Wasser gelöst einnehmen. Dazu stündlich bis zum Abklingen der Beschwerden 1 Tablette Natrium sulfuricum D6 lutschen. Zur Vorbeugung gegen Gallensteine und Gallensteinbeschwerden gibt es folgende Anwendungen: In anfallsfreien Zeiten 4-mal täglich 1 Tablette Natrium sulfuricum D6 im Wechsel mit Natrium phosphoricum D6 einnehmen, in jeder dritten Woche über 4 Tage 3-mal täglich 3 Tabletten Kalium chloratum D6 zusätzlich nehmen.

Gastritis

Diese äußerst schmerzhafte Magenschleimhautentzündung (Gastritis) kann krampfartig auftreten. Manchmal kommt Fieber hinzu. Die Patienten werden von Sodbrennen, Übelkeit, Erbrechen und Durchfällen geplagt. Neben diätetischer Ernährung und ärztlicher Behandlung haben sich auch die folgenden Anwendungen mit Schüßler-Salzen bewährt: Wenn – z. B. nach dem Essen – Schmerzen auftreten und der Patient leicht fiebert, gibt man alle 10 Minuten 1 Tablette Ferrum phosphoricum D12, aufgelöst in etwas Wasser. Sobald die Schmerzen krampfartig werden und Übelkeit oder Durchfall hinzukommen, alle 5 Minuten 1 in heißem Wasser gelöste Tablette Magnesium phosphoricum D6 einnehmen. Bei Blähungen, die im Gefolge einer Gastritis auftreten, hilft Calcium phosphoricum D6 in der Dosierung von 5-mal täglich 1 Tablette. Bei Übersäuerung nimmt man stündlich 1 bis 2 Tabletten Natrium phosphoricum D6 ein.

Schmerzen in der Magengegend können auch durch Aufregung, Kummer und Stress verursacht sein.

Gelenkentzündung

Sie schränkt die Beweglichkeit ein, verursacht starke Schmerzen und kann zu Steifheit von Gliedmaßen führen. Hier ist meist die Hilfe des Arztes (Orthopäden) erforderlich. Selbst kann man auch zur Besserung beitragen, wenn man z. B. die richtigen Schüßler-Salze einsetzt. Im akuten Fall nimmt man alle 15 Minuten je 1 Tablette Ferrum phosphoricum D12 und 1 Tablette Calcium fluoratum D12 im Wechsel ein. Bei chronischem Verlauf werden 3-mal täglich abwechselnd 2 Tabletten Kalzium phophoricum D6, Natrium chloratum D6 und Kalium sulfuricum D6 eingenommen. Wenn die Entzündung abklingt, sollte man noch einige Wochen 4-mal täglich je 2 Tabletten Kalium chloratum D6 und Calcium fluoratum D12 abwechselnd anwenden.

Gerstenkorn

Diese Entzündung von Talg- oder Schweißdrüse am Augenlid kann sehr schmerzhaft sein. Wenn eine Besserung nicht bald eintritt, sollte der Arzt aufgesucht werden. Mit folgender Schüßler-Therapie hat man eine gute Möglichkeit, selbst damit fertig zu werden: Bei den ersten Anzeichen sollte man bereits mit der Behandlung beginnen und dazu Calcium fluoratum D12 und Silicea D12 wechselweise alle 1/2 Stunde einnehmen.

Die Trigeminusneuralgie zeigt sich durch heftige Schmerzattacken im Bereich der Augenhöhle, des Ober- und Unterkiefers. Sie kann schon durch geringe Reize im Gesichtsbereich ausgelöst werden.

Gesichtsneuralgie

Dieser sehr schmerzhaften Reizung oder Entzündung des Trigenimusnervs begegnet man mit der »Heißen Sieben«: 10 Tabletten Magnesium phosphoricum D6 in 1 Tasse mit heißem Wasser auflösen, schluckweise trinken und alle 2 Stunden wiederholen.

Gicht

Wenn man eine zu hohe Harnsäurekonzentration im Blut hat, können sich Kristalle davon in den Gelenken ablagern. Dies führt schließlich zum Krankheitsbild Gicht. Die betroffenen Gelenke schwellen an, werden heiß und schmerzen. Dann nimmt man bei den ersten Anzeichen am besten Silicea D12 und Natrium phosphoricum D6 ein. Silicea löst die Harnsäureablagerungen auf, und Natrium phosphoricum verhindert ihre Neubildung. Dosierung: täglich 3-mal 1 Tablette Silicea D12, stündlich 1 Tablette Natrium phosphoricum D6.

Symptome einer Grippe sind plötzliche Kopf- und Gliederschmerzen, Fieber, Schwächegefühl und eine Entzündung der Schleimhäute der Atemwege.

Ergänzungsmittel gegen Gicht

Bei ungenügender Entschlackung des Stoffwechselapparats und damit verbundenen starken Harnsäureeinlagerungen hat sich ein Zusatzmittel bewährt, das nicht auf die Originaltherapie von Schüßler zurückgeht. Es handelt sich aber ebenfalls um ein biochemisches Mittel. Man bekommt es unter der Bezeichnung »Natrium bicarbonicum D6«. Es regt den Stoffwechsel an, vermindert damit Harnsäureanreicherung im Blut und wirkt außerdem der Fettsucht (Adipositas) entgegen.

Grippaler Infekt

Diese fieberhafte Erkrankung zeigt ähnliche Symptome wie die echte Virusgrippe, die Influenza. Wirkliche Klarheit kann nur die ärztliche Diagnose liefern. Bei einem grippalen Infekt wirken die Schüßler-Salze recht gut, bei der echten Virusgrippe können sie als flankierende Maßnahme eingesetzt werden. Als Mittel nimmt man gleich bei den ersten Anzeichen alle 10 Minuten 1 Tablette Ferrum phosphoricum D12. Danach, wenn der Infekt sich etabliert hat, alle 30 Minuten 1 Tablette Kalium chloratum D6. Später, wenn das Krankheitsbild den Höhepunkt bereits überschritten hat, sollten täglich 6 bis 8 Tabletten Kalium chloratum D6 (im 2-Stunden-Rhythmus) eingenommen werden.

Haarausfall

Bei chronischen Krankheiten oder nach akuten Infektionen fallen nicht selten vermehrt Haare aus. Manchmal bilden sich dabei auffällige kreisrunde nackte Stellen. In diesem Fall sollte man 3-mal täglich 1 Tablette Kalium phosphoricum D6 einnehmen. Bei gleichmäßigem Haarausfall empfiehlt sich eine längerfristige Therapie mit 4-mal täglich 1 Tablette Silicea D12. Das Mittel wirkt nicht nur gegen Haarausfall, sondern auch gegen brüchiges und gespaltenes Haar.

Halsentzündung

Man spricht auch von Rachenkatarrh, wenn die Schleimhäute im Hals sich röten, die Mandeln anschwellen und Schmerzen beim Schlucken auftreten. Wichtig ist es, gleich bei den ersten Symptomen alle 5 Minuten 1 Tablette Ferrum phosphoricum D12 im Mund zergehen zu lassen. Wenn die Mandeln besonders betroffen sind, nimmt man alle 5 Minuten 1 Tablette Kalium phosphoricum D6. Wer in der kalten Jahreszeit ständig Halsprobleme hat, sollte jede Stunde 1 Tablette Kalium phosphoricum D6 im Wechsel mit Calcium phosphoricum D6 einnehmen.

Die eigentlichen Ursachen von Hämorrhoidalleiden sind vielfältig und reichen von genetischer Veranlagung bis zu ungesunder Lebensweise.

Hämorrhoidalleiden

Die knotigen Erweiterungen der Adern im Bereich des unteren Mastdarms können schmerzhaft und lästig sein. Bei entzündeten Hämorrhoiden sollte man alle 30 Minuten 1 Tablette Ferrum phosphoricum D12 im Mund zergehen lassen. Bei starken Druckschmerzen, die ohne Entzündung entstehen, hilft Magnesium phosphoricum D6. Für die Einnahme empfiehlt es sich, alle 15 Minuten 1 Tablette in heißem Wasser aufzulösen. Wenn die Hämorrhoiden jucken oder brennen, ist Kalium phoshoricum D6 das Mittel der Wahl. Die Dosierung beträgt 6 Tabletten pro Tag (alle 2 bis 3 Stunden 1 Tablette). Für die Langzeitbehandlung sollte man 3-mal täglich je 1 Tablette Silicea D12 im Wechsel mit Calcium fluoratum D12 einnehmen. Wichtig ist zudem eine ballaststoffreiche Kost, möglichst viel und regelmäßig Bewegung und ausreichende Flüssigkeitszufuhr.

Antihämorrhoidenkur

Dazu nimmt man jeden Tag im Abstand von 2 Stunden zwei Tabletten mit Schüßler-Salzen ein. Beginn der Einnahme ist 1/2 Stunde vor dem Frühstück. Auch zu den anderen Mahlzeiten werden die Tabletten 30 Minuten vorher eingenommen. Der empfohlene Wochenplan: *Montag:* Calcium fluoratum D12; *Dienstag:* Silicea D12; *Mittwoch:* Natrium phosphoricum D6; *Donnerstag:* Calcium fluoratum D12; *Freitag:* Silicea D12; *Samstag:* Calcium fluoratum D12; *Sonntag:* Natrium phosphoricum D6. Wenn die Hämorrhoiden entzündet sind und schmerzen, werden alle 2 Stunden 3 Tabletten empfohlen. Die wechselnde Anwendung der Mittel in diesem Fall: *Montag:* Ferrum phosphoricum D12; *Dienstag:* Calcium fluoratum D12; *Mittwoch:* Ferrum phosphoricum D12; *Donnerstag:* Calcium fluoratum D12; *Freitag:* Silicea D12; *Samstag:* Ferrum phosphoricum D12; *Sonntag:* Calcium fluoratum D12.

Eine häufig unerkannte Ursache von Hautjucken ist Flüssigkeitsmangel. Achten Sie darauf, täglich drei Liter Flüssigkeit zu sich zu nehmen.

Hautjucken

Chronischer oder anfallartig auftretender Juckreiz der Haut kann auf unerkannte organische Krankheiten hinweisen, z. B. auf Nierenentzündungen, Zuckerkrankheit oder Gelbsucht. Es ist deshalb anzuraten, eine ärztliche Untersuchung vornehmen zu lassen. Schüßler-Salze sind auf jeden Fall eine hervorragende Begleittherapie. Hauptmittel ist Magnesium phosphoricum D6. In akuten Phasen sollte man davon stündlich 1 Tablette zu sich nehmen. Alten Menschen, deren Haut zu Juckreiz neigt, ist Calcium phosphoricum D12 zu empfehlen. Sie sollten täglich 1 bis 2 Tabletten davon vor den Mahlzeiten einnehmen. Wer zudem eine sehr trockene und raue Haut hat, kann sein Problem mit Calcium fluoratum

D12 in den Griff bekommen. Die empfohlene Dosis beträgt 3-mal täglich 1 bis 2 Tabletten. Sie sollten vor dem Essen eingenommen werden. Wenn eine Übersäuerung vorliegt und der Verdacht besteht, diese könnte den Juckreiz hervorrufen, sollte man täglich 2-mal je 3 Tabletten Silicea D12 und Natrium phosphoricum D6 einnehmen. Wenn jedoch ein Leber-Gallenblasen-Leiden als Ursache diagnostiziert wird, empfehlen sich täglich 2-mal 3 Tabletten Natrium sulfuricum D6.

Heiserkeit kann auch ein Symptom für Kehlkopfkatarrh sein. Wenn sie mit Atemnot einhergeht, muss sie insbesondere bei Kindern ärztlich behandelt werden.

Heiserkeit

Wenn Heiserkeit im Gefolge eines Rachenkatarrhs auftritt, kann man ihr am besten mit Kalium chloratum D6 und mit Kalium sulfuricum D6 zu Leibe rücken. Man nimmt diese Mittel im Wechsel ein, und zwar alle 30 Minuten 1 Tablette. Falls die Heiserkeit durch die Überanstrengung der Stimme hervorgerufen wurde, z. B. durch langes Reden oder ausgiebiges Singen, hilft Ferrum phosphoricum D12. Es sollte stündlich 1 Tablette eingenommen werden. Manchmal werden die Stimmbänder auch bei starker Erschöpfung angegriffen, manchmal sogar gelähmt. In solchen Fällen ist das Ergänzungsmittel Kalium bromatum D6 anzuraten.

Herzbeschwerden

Ohne ärztliche Diagnose darf bei Herzerkrankungen keine Behandlung erfolgen. Schüßler-Salze bilden aber auch eine gute Begleittherapie bei Beschwerden in diesem Bereich. Zur Unterstützung bei chronisch auftretendem Herzklopfen oder Herzrasen können vor allem Calcium phosphoricum D6, Kalium phosphoricum D6 und Magnesium phosphoricum D6 angewandt werden. Am besten im täglichen Wechsel jeweils alle 2 Stunden 2 Tabletten im Mund zergehen lassen. Bei einem akuten

Anzeichen für Herzerkrankungen sind Atemnot bei geringer körperlicher Belastung, Pulsbeschleunigung, bläuliche Verfärbung der Lippen, Wasseransammlungen in den Unterschenkeln und ein chronischer Bronchialkatarrh.

Auftreten wird die Dosis auf abwechselnd 2 Tabletten alle 10 Minuten erhöht. Außerdem empfiehlt es sich in solchen Fällen, 10 Tabletten Magnesium phosphoricum D6 (»Heiße Sieben«) in 1 Tasse mit heißem Wasser aufzulösen und schluckweise heiß zu trinken. Danach sollte man bis zum Ende der akuten Beschwerden alle 10 Minuten 1 Tablette in heißem Wasser auflösen und trinken. Als Langzeittherapie zur Vorbeugung gegen Herzprobleme hat sich die Einnahme von 5-mal täglich 1 Tablette Kalium phosphoricum D12 bestens bewährt.

Was gegen Herzbeschwerden sonst noch hilft

Erkrankungen des Herzes können lebensbedrohlich sein. Sie müssen unter ärztlicher Kontrolle stehen. Dennoch gibt es naturheilkundlich erprobte, zusätzlich zur Medikation anwendbare Therapien, die die Beschwerden lindern können.

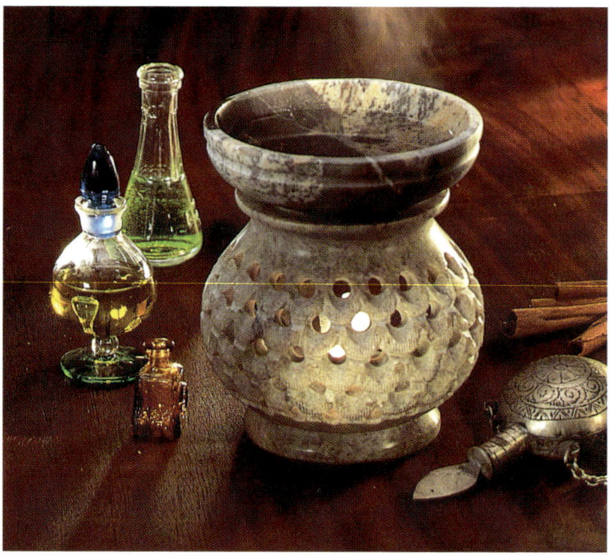

Entspannung wirkt lindernd bei Herzbeschwerden. Aromaöle in der Duftlampe können hier helfen.

Ätherische Öle

Ätherische Öle in der Duftlampe, in der Badewanne oder auf Umschlägen und in Wickeln wirken entspannend. Z.B. Melissenöl: Das gelbliche Öl mit dem frischen, zitronigen Duft wirkt antidepressiv, beugt Stress vor, beruhigt Herz und Nerven. Es hat ausgleichende Eigenschaften bei Gefühlsschwankungen und verhindert Alpträume. Auch das Öl der Bitterorange beruhigt. Es wirkt harmonisierend, hebt die Stimmung, stärkt Herz und Kreislauf. Das gilt auch für das ätherische Öl des Jasmins: Es verbreitet einen blumigen Duft, wirkt entspannend, krampflösend, beruhigt Nerven und Herz, vertreibt Ängste, hebt die Stimmung und hat eine erotisierende Wirkung. Das beliebte Lavendelöl ist im Duft weniger dominant, hat aber die gleiche Wirkung: Es verbreitet einen süßen, blumigen Duft, der nervenstärkend, antidepressiv und luststeigernd wirkt. Lavendelöl sollte daher bei nervös bedingten Kopfschmerzen, Herzbeschwerden und Schlafstörungen eingesetzt werden.

Herzkranke sollten den Arzt nach einem gymnastischen Programm gegen Herzschwäche fragen: Widerstandsübungen steigern allmählich die Belastbarkeit des Organismus.

Pfefferkraut nach Hildegard von Bingen

Unter den Kräutern ist das Pfefferkraut (Sedum acre), auch Mauer- oder Steinpfeffer genannt, verwandt mit der Fetthenne, hervorzuheben. Seine Blätter schmecken pfefferartig scharf, daher auch der Name. Es hat einen festen Platz in der Hildegard-Heilkunde.

Pfefferkraut wird roh gegessen. Es wirkt blutdrucksenkend und herzstärkend. Anwendung: 1 Teelöffel frisches Pfefferkraut hacken und wie Petersilie über das Essen streuen. Dazu sagt die heilige Hildegard: »Wenn ein Mensch ein schwach gewordenes Herz hat und einen kranken Magen, esse er dieses Kraut roh. Auch wer ein trauriges Gemüt hat, den macht es froh, wenn er es isst.“

Weißdorn, der Herzklassiker

Weißdornpräparate sind als Herzmittel bekannt und anerkannt. Die herzstärkende Pflanze enthält als Hauptwirkstoffe Prozyanidine und Kalium. Diese verbessern die Durchblutung der Herzkranzgefäße, so dass der Herzmuskel besser mit Blut versorgt und das Herz vor Schädigungen geschützt wird. Kalium verstärkt außerdem den Wassertransport aus den Zellen und die Flüssigkeitsausscheidung über die Nieren. Dadurch verringert sich der Druck in den Gefäßen. Weißdorntees und -präparate senken den Blutdruck.

Als Risikofaktoren für das Herz sind Rauchen, Bewegungsarmut, Übergewicht, hoher Blutdruck, Diabetes, Fettstoffwechselstörungen und Stress erwiesen.

Johanniskraut gegen Verkrampfungen

Johanniskrautkapseln sind ebenfalls eine pflanzliche Hilfe für das überlastete Herz. Sie enthalten pulverisiertes Johanniskraut. Damit gelangt das wertvolle Querzetin, ein Flavonoid, das die Stimmung aufhellt und freie Radikale bekämpft, in konzentrierter Form in den Organismus und lindert Verkrampfungen vor allem im Herz- und Kreislaufsystem.

Als Herzstärkungstee zu empfehlen: 50 Gramm Johanniskraut und 50 Gramm Weißdorn (Blätter, Blüten, Früchte) mischen. Für eine große Tasse Tee 2 Teelöffel der Mischung überbrühen, 10 Minuten ziehen lassen, abseihen, mit Honig süßen. Morgens und abends frisch zubereiten und jeweils 1 Tasse davon trinken. Dieser Tee kräftigt das Herz und sorgt damit für eine bessere Durchblutung.

Herzarznei Feldsalat

Wer hätte das gedacht – der Feldsalat ist eine grüne Herzarznei und ein gutes Schlafmittel dazu. Er ist nämlich Angehöriger der Gattung der Baldriangewächse.

Seine beruhigende Wirkung ist deshalb auch besonders gut. Außerdem kräftigt er das Herz und beugt Infarkten vor, denn er enthält große Mengen an Magnesium. Ein weiterer wichtiger Bestandteil ist das Eisen: Es ist wichtig für die Blutbildung. Feldsalat enthält außerdem Beta-Karotin, eine Vorstufe des Vitamin A, das unerlässlich für ein gesundes Immunsystem ist. Wichtig bei der Zubereitung: Feldsalat nie ohne Öl anmachen. Nur so können seine Inhaltsstoffe wirksam werden.

Hier noch ein Rezept für die Zubereitung von Feldsalat:

Zutaten für 4 Personen: *400 g Feldsalat • 4 hart gekochte Eier • 4 EL Zitronensaft • 4 EL Oliven- oder Sonnenblumenöl*

Zubereitung: Den Feldsalat waschen und putzen, die Wurzeln abschneiden und vergilbte Blättchen entfernen. Aus Zitronensaft und Öl ein mildes Dressing anrichten und dieses sorgfältig unter den Salat mischen. Die erkalteten Eier in dünne Scheiben schneiden und den Salat damit garnieren. Serviert wird der schmackhafte und außerordentlich gesunde Herzsalat mit Weißbrot oder Baguette.

Körperliche und seelische Schonung sind das A und O für jeden Herzkranken. Zur körperlichen Schonung gehört auch die Ernährung durch gesunde, leicht verdauliche Kost.

Kaltes Wasser gegen Herzrasen

Bei Herzjagen hilft auch kaltes Wasser: Das Gesicht etwa 2 Minuten in eine Schüssel mit kaltem Wasser halten oder ein in kaltem Wasser tropfnass getränktes Handtuch 2 Minuten auf das Gesicht legen. Die Anwendung sollte nicht länger als 2 Minuten dauern und nach etwa 5 Minuten Pause wiederholt werden.

Mineralstoff einmal unverdünnt

Der besondere Kick: Magnesium! 1 bis 2 Magnesiumtabletten pro Tag wirken Wunder bei Menschen über 40. Dieses Mineral wirkt derart ausgleichend auf Nerven und Psyche, dass es sogar bei Schlafstörungen helfen kann. Magnesium dämpft die Erregbarkeit, kann auch Verkrampfungen lösen und so Migräne vorbeugen. Magnesium ist außerdem ein hervorragender Zellschutz und beugt Herz- und Kreislauferkrankungen vor.

Besonders viel Magnesium ist enthalten in Kiwis, Mangos, Stachelbeeren, Weintrauben, Artischocken, Brokkoli, Erbsen, Feldsalat, Kartoffeln, Kohlrabi, Rhabarber, Sauerkraut.

Heuschnupfen

Er wird weder von Heu ausgelöst noch ist es ein wirklicher Schnupfen, hinter dem ja Viren stecken. Der so genannte Heuschnupfen ist eine Störung des Immunsystems, die von der Medizin mit saisonaler allergischer Rhinitis bezeichnet wird. Bestimmte Abwehrzellen in den Nasenschleimhäuten reagieren überempfindlich auf bestimmte Blütenpollen. Das können bei jedem Menschen andere sein. Der Organismus wehrt sich mit seinem Abwehrsystem gegen diese an sich harmlosen Substanzen. Er verhält sich so, als wäre er durch sie bedroht. So kommt es zu einer überschießenden Immunreaktion, die dann den eigenen Körper schädigt. Das Hauptproblem ist also, dass das Immunsystem des Allergikers gefährliche von ungefährlichen Substanzen nicht unterscheiden kann. Es bildet Antikörper, wo diese gar nicht gebraucht werden.

Bei dieser allergischen Reaktion werden Histamine freigesetzt. Das sind äußerst aktive Stoffe, die überall im Körper vorkommen. Sie erweitern die kleinen Blutgefäße und lassen dadurch eine Rötung entstehen. Aus den Blutgefäßen tritt Flüssigkeit ins Gewebe über und verursacht eine Schwellung. Werden in der Nase vermehrt Histamine ausgeschüttet, um angebliche Feinde abzuwehren, bilden sich Bläschen und Schwellungen auf den Schleimhäuten. Die Nase verstopft. Zusätzlich regen die Histamine die Sekretdrüsen in der Nase an. Es kommt zum Fließschnupfen, bei dem unaufhörlich eine wässrige Flüssigkeit aus der Nase rinnt. Manchmal sind auch Augen und Ohren durch einen Juckreiz betroffen, und es kommt zu Kopfschmerzen und Müdigkeit.

Welche Pollen führen zu Heuschnupfen?

Diese drei Gruppen sind die Hauptauslöser für die Pollenallergie Heuschnupfen:

- Von Ende Januar bis Mai früh blühende Bäume wie z. B. Erle, Haselnuss, Birke
- Von Mai bis Juli und von Mitte August bis Mitte September Gräser und Getreide
- Im Frühherbst verschiedene Kräuter

Die häufigste Form ist die Allergie gegen Gräserpollen, an zweiter Stelle steht die Allergie gegen Baumpollen.

Wenn das ganze Jahr über ein allergischer Dauerschnupfen besteht, dann sind oft nicht Pollen die Ursache, sondern z. B. Hausstaubmilben.

Ist Heuschnupfen gefährlich?

Er kann es zumindest werden. Denn wenn er nicht behandelt wird, kommt es oft zu einem so genannten Etagenwechsel. D. h., dass die Pollenallergie tiefer in die Atemwege hinuntersteigt, in den Hals, in die Bronchien. Das führt dann zu Asthma. Deshalb darf man den Heuschnupfen nicht auf die leichte Schulter nehmen und sollte unbedingt einen Allergietest machen lassen. Mehr als die Hälfte aller bei uns heimischen Pollen, die Heuschnupfen auslösen, gehören einer Gruppe von etwa einem Dutzend Pflanzen an. Es lohnt sich also, herauszufinden, wogegen man allergisch ist, um den Kontakt möglichst zu minimieren. Ganz vermeiden lässt er sich nicht. Untersuchungen haben ergeben, dass der Mensch während der Blühzeit pro Tag ungefähr 4000 bis 8000 Pollen einatmet. Bei einem Allergiker reicht aber schon der Kontakt mit 40 bis 50 Pollen, um Heuschnupfen zu bekommen.

Gräserpollenallergiker, Baumpollenallergiker und diejenigen Menschen, die gleich gegen beides allergisch sind, machen allein drei Viertel aller Heuschnupfenpatienten aus.

Schüßler-Salze stimmen um

Die Therapie mit Schüßler-Salzen zielt auf eine Normalisierung des Immunsystems ab. Zur Vorbeugung sollten Pollenallergiker ab Januar täglich abwechselnd die folgende Rezeptur anwenden: je 3-mal täglich 2 Tabletten Ferrum phosphoricum D12 und 3-mal täglich 2 Tabletten Natrium chloratum D6. Im akuten Stadium: die beiden Mittel weiterhin im Wechsel einnehmen, aber alle 2 Stunden 3 Tabletten. Bei akuten Niesanfällen und asthmatischen Beschwerden hat es sich bewährt, alle 10 bis 15 Minuten 1 Tablette Magnesium phosphoricum D6 in heißem Wasser aufgelöst einzunehmen.

Zur Hauptflugzeit der Pollen sollten Sie Wiesen und Felder meiden, täglich die Haare waschen, um Pollen zu entfernen, die Fenster tagsüber geschlossen halten und durch tägliches feuchtes Staubwischen die Pollenbelastung innerhalb des Hauses reduzieren.

Hexenschuss

Dieser ins Kreuz fahrende Schmerz kann die Lendenwirbelsäule weitgehend blockieren. Der untere Teil des Rückens wird spürbar kalt. Man kann nicht mehr aufstehen. Zur Entlastung bleibt der Körper oft in »Schonhaltung« vornübergeneigt und kann nicht mehr aufgerichtet werden. Oft ist eine falsche Bewegung der Auslöser. Sie führt dazu, dass die Wirbelgelenke blockieren. Auch Bandscheibenschäden können beteiligt sein. Manchmal ist auch Unterkühlung schuld oder langes Sitzen. Auch psychische Spannungen können einen Hexenschuss verursachen. Typisch ist die krampfartige Verspannung der Muskeln im unteren Rücken. Sie tritt schlagartig ein und ist das zentrale Problem: Ehe sie nicht wieder gelöst ist, lassen die Schmerzen nicht nach. Man nimmt beim ersten Auftreten gleich alle 10 Minuten 1 Tablette Ferrum phosphoricum D12. Dazu nimmt man bei starken Schmerzen alle 5 Minuten 1 Tablette Magnesium phosphoricum D6 in 1 Tasse mit heißem Wasser aufgelöst ein oder greift zur »Heißen Sieben« (siehe Seite 36). Bei Senioren hat sich die Anwendung von Calcium phosphoricum D6 bewährt, man gibt alle 15 bis 30 Minuten 1 Tablette.

Hitzewallungen

Mit dem Nachlassen der Östrogenproduktion in der so genannten Menopause (Wechseljahre, Klimakterium) kommt es bei vielen Frauen zu Herz- und Kreislaufbeschwerden mit Nervosität und Hitzewallungen. Auch Männer können davon betroffen sein. Das »starke Geschlecht« wird ebenfalls durch nachlassende oder schwankende Ausschüttung von Hormonen in die Blutbahn geplagt: Herzprobleme (Infarktgefahr) und Depressionen treten sehr häufig auf.

Von den Schüßler-Salzen hat sich Ferrum phosphoricum D12 zur Behandlung als am besten geeignet erwiesen. Die Dosierung: 6-mal täglich 1 Tablette bei den ersten Anzeichen einnehmen und diese Therapie über einen langen Zeitraum bis zum Abklingen der Beschwerden fortführen.

Ein Lieferant von Genistein ist der Färberginster, ein Halbstrauch aus der Familie der Schmetterlingsblütler.

Was sonst noch hilft: Phytoöstrogene. Diese hormonähnlichen pflanzlichen Stoffe mit der Wirksubstanz Genistein (einem Flavonoid) können deutliche Besserungen bei Hitzewallungen, Müdigkeit, Depressionen, Osteoporose, Schlafstörungen, Gedächtnisproblemen, Schwindelgefühlen, Menstruationsschmerzen, Verdauungsstörungen und auch bei nachlassender Libido herbeiführen. Sie zeigen dabei keine Nebenwirkungen. Bewährt hat sich z.B. das Nahrungsergänzungsmittel »melbrosia plus« aus der Apotheke.

Husten

Wer zu häufigem Husten neigt, sollte vor allem in den Übergangszeiten vorbeugend Schüßler-Salze einnehmen. Empfehlung: 6-mal täglich 1 Tablette Kalium chloratum D6.

Bei den ersten Anzeichen eines Hustens nimmt man 6-mal täglich 1 Tablette Kalium chloratum D6. Verstärkt sich der Husten, erhöht man die Dosis auf 6-mal täglich 2 Tabletten und alle 15 Minuten 1 Tablette Ferrum phosphoricum D12. Wer unter rasselndem Husten leidet, sollte 6-mal täglich 1 bis 2 Tabletten Kalium sulfuricum D6 einnehmen. Bei zähem Auswurf empfiehlt sich die Einnahme von 6-mal täglich 1 bis 2 Tabletten Natrium sulfuricum D6. Ein trockener, schmerzhafter Husten wird am besten mit stündlich 1 Tablette Ferrum phosphoricum D12 behandelt. Bei nächtlichem trockenem Krampfhusten, bei dem es zu keinem Auswurf kommt, nimmt man alle 10 Minuten 1 Tablette Magnesium phosphoricum D6 in heißem Wasser aufgelöst ein.

Insektenstiche

Insektenstiche können sehr schmerzhaft sein und sollten schnell behandelt werden: Sofort nach dem Einstich die betroffene Stelle mit Spucke oder Wasser anfeuch-

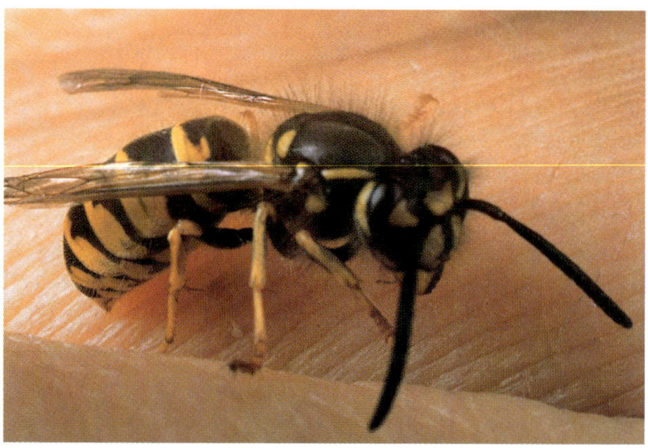

Schmerzhaft und nicht immer ungefährlich: Wespenstiche.

ten und darauf 1 Tablette Natrium chloratum D6 verreiben. Ergänzt wird diese Behandlung durch Einnahme von Natrium chloratum D6: alle 30 Minuten 1 Tablette.

Was gegen Insektenstiche sonst noch hilft

1 bis 2 Tropfen Teebaumöl oder Lavendelöl direkt auf die betroffene Stelle auftragen. Auf keinen Fall kratzen! Oder selbst zubereitetes Insektenöl: je 25 Tropfen Teebaumöl und Lavendelöl mit 100 Millimeter Olivenöl vermischen und die Stiche damit einreiben. Dieses Öl wirkt auch abwehrend auf Insekten und kann deshalb vorbeugend angewandt werden.

Ein Umschlag mit Obstessig lässt Insektenstiche abschwellen: Geben Sie Apfelessig auf einen in kaltem Wasser ausgewrungenen Lappen, und legen Sie ihn für 20 Minuten auf den Stich.

Ischiasbeschwerden

Die Hauptursache von Ischiaserkrankungen sind Abnutzungen der unteren Bandscheiben. Diese Knorpelpuffer zwischen den Wirbeln verlieren mit zunehmendem Alter an Elastizität. Außerdem werden sie durch die Abnutzung flacher. Dadurch lockern sich die Bänder, die unsere Wirbel zusammenhalten. Sie sind nicht mehr straff gespannt. In der Folge können sich die Wirbel verschieben und so auf die Nervenwurzeln des Ischiasnervs drücken. Die Schmerzen können höllisch sein, vor allem wenn die Nerven sich durch die Quetschung auch noch entzünden. Im akuten Fall können Schüßler-Salze Erleichterung bringen, aber natürlich keine Heilung der Deformationen bewirken. Bei einschießendem Schmerz empfiehlt es sich, alle 15 Minuten 1 Tablette Kalium phosphoricum D6 im Wechsel mit 1 Tablette Magnesium phosphoricum D6 einzunehmen. Sind die Schmerzen andauernd, krampfartig und bessern sich bei Wärmezuführung, dann sollte man zur »Heißen Sieben« greifen: 5 bis 10 Tabletten Magnesium phosphoricum D6 in 1/2 Glas heißen Wassers auflösen und langsam schlürfen. Danach alle 15 Minuten 1 Tablette langsam im Mund zergehen lassen, bis die Schmerzen abgeklungen sind.

Auch wenn der Ischiasschmerz chronisch geworden ist, können Schüßler-Salze noch helfen. In diesem Fall nimmt man zur Erleichterung 3-mal täglich 1 Tablette Silicea D12 ein.

Juckreiz

Diese lästigen Beschwerden können durch Neurodermitis hervorgerufen werden oder auch vorübergehende Begleiterscheinungen hormoneller Abläufe im Körper darstellen. Bei manchen Frauen gehören sie zum prämenstruellen Syndrom (PMS). Menschen mit zu hohen Blutzuckerwerten leiden ebenfalls oft unter Juckreiz. Schließlich können auch Pilze (Fußpilz) die Ursache sein. Schüßler-Salze vermögen die Beschwerden zu lindern. Anwendung: stündlich 1 Tablette Magnesium phosphoricum D6 im Wechsel mit 1 Tablette Silicea D12 einnehmen. Bei abklingenden Beschwerden kann die Dosis auf 6 Tabletten täglich reduziert werden.

TIPP Bei Fußpilz etwas Backpulver in lauwarmem Wasser verrühren, die betroffenen Stellen damit einreiben. Nach 3 Minuten abwaschen, trocknen und einpudern.

Karbunkel

Wenn mehrere Furunkel dicht beieinander liegen, bilden sie einen Karbunkel. Der Eiter tritt an verschiedenen Stellen aus. Oft kommt es zu Lymphknotenschwellungen. Ein solcher Karbunkel gehört in medizinische Behandlung. Sie können die Therapie Ihres Arztes unterstützen, indem Sie im Wechsel alle 15 Minuten 1 Tablette mit den folgenden Salzen einnehmen: Calcium fluoratum D12, Kalium phosphoricum D6 und Natrium sulfuricum D6.

TIPP Mit warmen Auflagen (Kompressen) fördern Sie die Reifung des Karbunkel. Legen Sie ein in 40 °C warmem Wasser getränktes Handtuch auf die Entzündung, und erneuern Sie es, sobald es abkühlt. Mit Einreibungen durch Ichthyolsalbe können Sie die Entleerung der Eiterpusteln zusätzlich beschleunigen.

Karies

Zur Unterstützung einer Kariesbehandlung durch den Zahnarzt und zur Vorbeugung nimmt man 3-mal täglich 2 Tabletten Calcium fluoratum D12.

Als Kariesprophylaxe sollte Kindern bis zur vollständigen Gebissentwicklung Calcium fluoratum D12 gegeben werden.

Kehlkopfentzündung

Diese auch als Kehlkopfkatarrh (Laryngitis) bezeichnete Erkrankung kann hartnäckig sein und manchmal sogar chronisch werden. Deshalb sollte man sie unter keinen Umständen auf die leichte Schulter nehmen. Schon bei den ersten Anzeichen lässt man wechselweise alle 15 Minuten 1 Tablette der folgenden Salze langsam im Mund zergehen: Ferrum phosphoricum D12, Natrium phosphoricum D6 und Kalium chloratum D6.

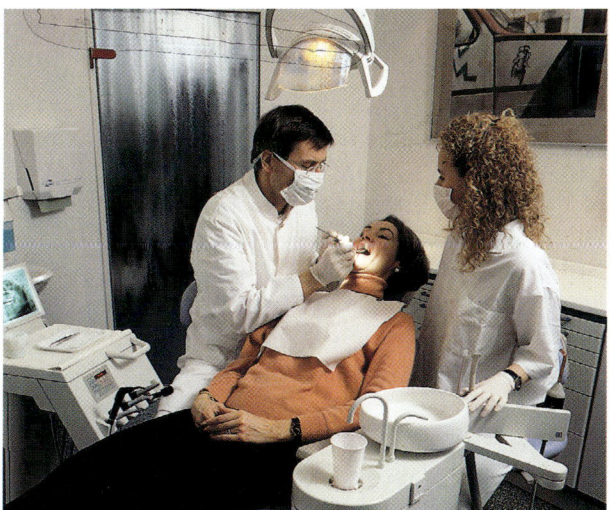

Lieber etwas sorgfältiger vorbeugen: Zum Zahnarzt geht wohl niemand gern.

Keuchhusten

Die Behandlung sollte sofort beim ersten Verdacht erfolgen, auch wenn die Symptome zunächst vielleicht noch unklar sind. Parallel dazu muss aber unbedingt ein HNO-Arzt konsultiert werden, um eine klare Diagnose zu bekommen. Das erste Mittel sollte Ferrum phosphoricum D12 sein. Man nimmt alle 15 Minuten 1 Tablette und lässt sie im Mund zergehen. Sehr gut bewährt hat sich gleich zu Anfang auch die »Heiße Sieben«: 5 bis 10 Tabletten Magnesium phosphoricum D6 in 1/2 Glas heißen Wassers auflösen und schluckweise trinken. In fortgeschrittenem Stadium nimmt man bei dicklichem, hellem Auswurf stündlich 1 Tablette Kalium chloratum D6 und lässt sie im Mund zergehen. Kindern, die einen eiweißartigen Auswurf haben, gibt man stündlich 1 Tablette Calcium phosphoricum D6 zum Lutschen. Bei einem gelblich schleimigen Auswurf hat sich Kalium sulfuricum D6 bewährt. Man nimmt pro Stunde 1 Tablette ein.

Das typische Zeichen für eine Kieferhöhlenentzündung ist ein ungewohntes Schweregefühl im Kopf beim Bücken oder beim Neigen des Kopfs.

Kieferhöhlenvereiterung

Natürlich gehört eine solche Erkrankung in die Hand des fachkundigen Arztes. Dennoch muss man selbst keineswegs untätig auf die Heilung warten. Mit Schüßler-Salzen lässt sich die Therapie des HNO-Arztes wirksam unterstützen: Man nimmt 3-mal täglich 2 Tabletten Kalium sulfuricum D6 und 3-mal täglich 2 Tabletten Calcium sulfuricum D6 im Wechsel ein. Eine ebenfalls bewährte Therapievariante ist die Anwendung von Kalium phosphoricum D6 im Wechsel mit Calcium fluoratum D12 und Silicea D12. Von diesen Mitteln nimmt man täglich je 5 bis 6 Tabletten über mehrere Wochen hinweg ein.

Koliken

Bei krampfartigen, anfallartigen Beschwerden im Bereich des Verdauungstrakts (Magen, Darm, Nieren, Leber und Gallenblase) ist Magnesium phosphoricum D6 das Mittel der Wahl. Sehr gut bewährt hat sich die Einnahme der Tabletten in etwas heißem Wasser gelöst, alle 3 bis 5 Minuten. Bei nachlassenden Schmerzen und Krämpfen kann die Einnahme alle 15 bis 30 Minuten erfolgen, bis zum gänzlichen Abklingen.

Wenn Blähungen und Verstopfung im Spiel sind, hilft Natrium sulfuricum D6. Man nimmt alle 5 Minuten 1 Tablette. Wenn Bauchkoliken mit kaltem Schweiß einhergehen, ist Kalium phosphoricum D6 das geeignete Mittel. Auch davon sollte man zunächst alle 5 Minuten 1 Tablette einnehmen und bei einsetzender Wirkung die Abstände etwas vergrößern.

Wenn man das Gefühl hat, dass der Kopf zu platzen droht, dann hilft das Schüßler-Salz Ferrum phosphoricum D12.

Kopfschmerz

Diese weit verbreitete Störung unseres Befindens kann viele Ursachen haben: Stress, Verspannungen, prämenstruelles Syndrom, Verdauungsprobleme, schlechte Durchblutung des Gehirns, Infektionen besonders im Nasen- und Rachenbereich usw. Die Erkrankung hinter dem Kopfschmerz zu finden, bietet die beste Chance auf Heilung. Zur Linderung des Kopfschmerzes können Schüßler-Salze eine ganze Menge beitragen. Sind die Beschwerden mit Übelkeit und Blutandrang im Gehirn verbunden, mit Schwindel und drückenden Schmerzen, die sich von der Stirn zum Hinterkopf ziehen, dann sollte man alle 15 Minuten 1 Tablette Ferrum phosphoricum D12 einnehmen. Gegen nervöse Kopfschmerzen mit schlechtem Schlaf und Reizbarkeit hilft Natrium chloratum D6, alle 15 Minuten 1 Tablette.

Akupressur am »Sonnenpunkt«

Der Sonnenpunkt liegt knapp 2 Finger breit neben und etwas unterhalb des Endes der Augenbraue an der Schläfe. Mit den Fingerspitzen kann man ihn als leichte Vertiefung fühlen. Diesen Punkt etwa 1 Minute lang beidseits massieren, am besten im Uhrzeigersinn, das beruhigt zusätzlich.

Bei plötzlich stechend einschießenden Schmerzen mit Funken vor den Augen sollte zu Magnesium phosphoricum D6 gegriffen werden. Dosis: alle 15 Minuten 1 Tablette in 1/2 Glas heißen Wassers gelöst einnehmen. Wer nach geistiger Überarbeitung Kopfschmerzen bekommt, für den ist Silicea D12 das richtige Mittel. Die Dosis beträgt pro Stunde 1 Tablette. Wenn die Kopfschmerzen im Zusammenhang mit Verdauungsstörungen auftreten, hilft Natrium sulfuricum D6 am besten. Man lässt stündlich 1 Tablette im Mund zergehen. Gegen Katerkopfschmerz mit saurem Aufstoßen hat sich Natrium phosphoricum D6 bewährt: alle 30 Minuten 1 Tablette im Mund zergehen lassen.

Nach schweren Erkältungen, grippalen Infekten oder nach Operationen beschleunigt Calcium phosphoricum D6 den Gesundungsprozess.

TIPP Silberweidentee hilft gegen Kopfschmerzen. Dazu 1 Teelöffel Silberweidenrinde aus dem Teehaus oder der Apotheke in 1/2 Liter kaltem Wasser ansetzen, bis zum Sieden erhitzen, dann sofort vom Herd nehmen und nach 5 Minuten abseihen.

Kraftlosigkeit

Nach schweren Krankheiten ist der Organismus oft sehr geschwächt. Um ihm zu neuer Vitalität zu verhelfen, setzt man Calcium phosphoricum D6 ein: 6-mal täglich 2 Tabletten im Mund zergehen lassen, bis die alte Spannkraft und Frische wieder erreicht ist.

Krampfadern

Krampfadern sehen hässlich aus mit ihren dicken bläulichen Knoten, und sie sind nicht ungefährlich, denn bei starker Ausprägung kann es zu Blutstauungen und Ödemen kommen. Hauptgrund für dieses Leiden ist neben ererbter Bindegewebsschwäche Bewegungsmangel.

Von den Schüßler-Salzen ist vor allem Calcium fluoratum D12 zur Bekämpfung der Krampfadern geeignet, dazu Silicea D12. Diese beiden Tabletten im Wechsel je 3-mal täglich über einen langen Zeitraum einnehmen. Bei Krampfaderblutungen und Venenentzündungen nimmt man alle 5 Minuten 1 Tablette Ferrum phosphoricum D12 ein.

Sehr bewährt hat sich die folgende Wochenkur: Von den genannten Tabletten werden dabei alle 3 Stunden je 2 Stück möglichst 1/2 Stunde vor der Nahrungsaufnahme eingenommen: *Montag:* Silicea D12; *Dienstag:* Calcium fluoratum D12; *Mittwoch:* Natrium phosphoricum D6; *Donnerstag:* Silicea D12; *Freitag:* Calcium fluoratum D12; *Samstag:* Natrium phosphoricum D6; *Sonntag:* Silicea D12. Wenn die Krampfadern entzündet sind und starke Schmerzen verursachen, sieht eine empfehlenswerte Wochenkur so aus: *Montag:* Ferrum phosphoricum D12; *Dienstag:* Calcium fluoratum D12; *Mittwoch:* Ferrum phosphoricum D12; *Donnerstag:* Calcium fluoratum D 12; *Freitag:* Silicea D12; *Samstag:* Ferrum phosphoricum D12.

Wechselwarme Waschungen der Beine am Morgen und am Abend sowie tägliche sanfte Trockenbürstenmassagen vermindern leichtere Formen von Krampfadern.

Krämpfe (Spasmen)

Bei allen krampfartigen Beschwerden ist Magnesium phosphoricum D6 das Mittel der Wahl. Beim ersten Auftreten eines Krampfs empfiehlt sich die Zubereitung der »Heißen Sieben« (siehe Seite 36).

Danach sollten alle 5 bis 15 Minuten, je nach Art der Krämpfe, die folgenden Kombinationen bis zum Abklingen der Beschwerden eingenommen werden. Bei Nerven- und Muskelkrämpfen: Magnesium phosphoricum D6 im Wechsel mit Kalium phosphoricum D6. Bei Krämpfen in den Beinen (Unterschenkeln): Magnesium phosphoricum D6 im Wechsel mit Kalium sulfuricum D6. Bei Krämpfen, die vor allem nachts beim Schlafen auftreten: Silicea D12 mindestens 6-mal am Tag.

Krebserkrankungen

Bei dieser schweren Erkrankung sollte nach Absprache mit dem behandelnden Arzt eine unterstützende Therapie mit Schüßler-Salzen durchgeführt werden. Dosierung: mindestens 6-mal täglich 1 Tablette Silicea D12 im Wechsel mit Magnesium phosphoricum D6 und Calcium phosphoricum D12 .

Kropf (Struma)

Auch eine gezielt jodhaltige Ernährung mit Meeresfischen, Algen, Muscheln und jodiertem Kochsalz sollte bei Kropf beachtet werden.

Bei einer krankhaft vergrößerten Schilddrüse hat Dr. Schüßler als wichtigstes Mittel immer wieder Magnesium phosphoricum D6 verordnet. Am Erfolg versprechendsten ist die Einnahme von täglich 6 Tabletten, die jeweils in etwas heißem Wasser gelöst werden. Einen harten, knotigen Kropf behandelt man zusätzlich mit Calcium fluoratum D12. Davon sollte man 3-mal täglich 1 Tablette über lange Zeit hinweg einnehmen.

Krupp

Bei dieser Atemwegserkrankung unterscheidet man zwischen dem echten Krupp und einem Pseudokrupp. Beim echten Krupp, der unbedingt in ärztliche Behandlung gehört, können Schüßler-Salze eine gute Unterstützung darstellen. Zur Einnahme empfiehlt sich Calcium fluoratum D12 im Wechsel mit Kalium phosphoricum D6 und mit Natrium chloratum D6. Dosis: alle 15 bis 30 Minuten 1 Tablette im Mund zergehen lassen. Beim so genannten Pseudokrupp behandelt man mit Kalium chloratum D6 im Wechsel mit Calcium phosphoricum D12. Auch hier empfiehlt sich die Einnahme von je 1 Tablette alle 15 bis 30 Minuten. Wenn starke Kurzatmigkeit auftritt, sollte man zusätzlich noch Natrium chloratum D6 einsetzen und davon alle 1/2 Stunde 1 Tablette einnehmen.

Wenn der echte Krupphusten mit Fieber einhergeht, sollte er erst recht mit Schüßler-Salzen behandelt werden: Calcium fluoratum D12, Kalium phosphoricum D6 und Natrium chloratum D6 lindern die Hustenattacken.

Lähmungen

Wirklich heilen kann sie allenfalls der Arzt. Dennoch können Schüßler-Salze zusätzlich hilfreich sein. Die wichtigsten Mittel sind Magnesium phosphoricum D6 und Kalium phosphoricum D6. Bei Taubheitsgefühlen und bei Kribbeln hat sich außerdem Calcium phosphoricum D12 bewährt. Davon nimmt man täglich 6-mal 1 Tablette. Magnesium phosphoricum D6 wird in der gleichen Dosierung eingenommen, die Tabletten werden aber jedesmal in etwas heißem Wasser aufgelöst. Calcium phosphoricum D6 sollte man 5-mal täglich über einen längeren Zeitraum hinweg einnehmen.

Leberschutz

Für unser großes Ausscheidungs- und Entgiftungsorgan sind Schüßler-Salze bestens zur Regeneration und als vorbeugender Schutz geeignet. Hierfür nimmt man täglich 6-mal 1 Tablette Kalium sulfuricum D6 ein. Bei Leberstauung hat sich eine Therapie mit Natrium sulfuricum D6 bewährt. Dosis: 6-mal täglich 1 Tablette. Wenn Druck auf der Leber lastet, sollte man 6-mal täglich 1 Tablette Kalium phosphoricum D6 langsam im Mund zergehen lassen.

Die Leber (links oben). An ihrer Unterseite liegt die Gallenblase (grün), die den in der Leber produzierten Verdauungssaft speichert und in den Darm (braun) ausschüttet.

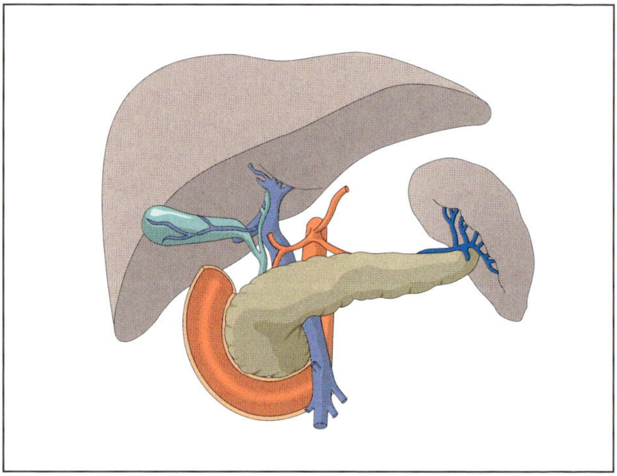

Was der Leber sonst noch hilft

Der Abbau von Übergewicht, die Verminderung des Alkoholkonsums, gesunde Vollwertkost und jährlich 2-mal 2 bis 3 Wochen absolute Abstinenz sind die besten Maßnahmen für eine Leberkur. Hinterher ist die Leber wieder fast wie neu, denn sie ist das Organ im menschlichen Körper, das sich am schnellsten regeneriert. Zur schonenden Anregung der Leber und zur Förderung ihrer Entgiftungsleistung hilft Wärme: in der Höhe des Oberbauchs, wo Leber und Gallenblase liegen, ein heißes Kirschkernsäckchen auflegen. Die Säckchen gibt es im Reformhaus.

Wichtig ist eine ausreichende Versorgung des Organismus mit B-Vitaminen. Im Sellerie beispielsweise sind sie fast komplett enthalten (außer Vitamin B1). Sie wirken gegen Darmträgheit und schützen die Leber.

Lidrandentzündung

Gegen Entzündung und Rötung 6-mal täglich 1 Tablette Ferrum phosphoricum D12 einnehmen. Wenn die Lider verklebt sind, im Wechsel Ferrum phosphoricum D12 und Natrium phosphoricum D6 anwenden. Bei Vereiterungen hilft 4-mal täglich 1 Tablette Silicea D12.

Lungenblähung (Lungenemphysem)

Meist entsteht eine Vergrößerung oder Überblähung der Lungenbläschen im Gefolge einer chronischen Bronchitis. Durch den ständigen Druck beim Husten und nachfolgende Entzündungen reißen die überdehnten Lungenbläschen ein und verschmelzen mit Nachbarbläschen zu immer größeren geschädigten Arealen. Die Oberfläche der Lunge wird dadurch kleiner, und es kommt zu Kurzatmigkeit, Atemnot und oft auch zu einer Herzschwäche. Lungenemphysempatienten können die Therapie ihres behandelnden Arztes durch Langzeitanwendung von Silicea D12 im Wechsel mit Calcium fluoratum D6 unterstützen. Empfohlene Dosis: täglich insgesamt 6 Tabletten im Mund zergehen lassen.

Eine Lungenblähung tritt auch häufig als Begleiterscheinung von Asthma bronchiale auf.

Lungenentzündung (Pneumonie)

Auch bei dieser Erkrankung können Schüßler-Salze die ärztliche Therapie unterstützen. Am Anfang nimmt man das entzündungshemmende Ferrum phosphoricum D12 zusammen mit Kalium phosphoricum D6 ein. Letzteres hat sich vor allem gegen das hohe Fieber bewährt. Dosis: alle 15 Minuten je 1 Tablette. Bei heftigem Auswurf kommt Kalium chloratum D6 zum Einsatz, alle 1/2 Stunde 1 Tablette. Zur Nachbehandlung empfiehlt sich noch über Monate Calcium phosphoricum D6 und Natrium chloratum D6, je 3 Tabletten täglich.

Magenkatarrh siehe *Gastritis*

Magengeschwür (Ulcus ventriculi)

Dieses meist langwierige Leiden braucht auch eine Langzeitbehandlung. Neben den ärztlich verordneten Medikamenten helfen Kalium phosphoricum D6 und

Natrium phosphoricum D6, wenn im akuten Stadium alle 10 Minuten 1 Tablette im Wechsel eingenommen wird. Wenn das Geschwür blutet, sollte noch alle 15 Minuten zusätzlich Ferrum phosphoricum D12 eingenommen werden. Nach Abheilung werden über den Tag verteilt abwechselnd je 2 Tabletten Kalium phosphoricum D6, Calcium phosphoricum D6 und Natrium phosphoricum D6 empfohlen. Diese Anwendung sollte noch über mindestens 3 Monate beibehalten werden.

Nervöse Magenbeschwerden lassen sich oft schon durch eine gezielte Diät, verminderten Alkohol- und Nikotinkonsum und eine ausgeglichene Lebensweise vermeiden.

Magensäureüberschuss (Sodbrennen)

Gerade nach fettem Essen bekommt man leicht Sodbrennen, denn diese Speisen bleiben lange im Magen liegen. Es wird sehr viel Magensäure gebildet. Der Druck des Schließmuskels am Mageneingang erschlafft irgendwann, und es kommt zum Reflux (Rückfluss) des Mageninhalts und damit zu Sodbrennen. Auch nach zu viel Süßem tritt oft Sodbrennen auf, denn Süßigkeiten sind starke Saftlocker. Gleichzeitig passieren sie den Magen aber ziemlich rasch. Die starke Magensaftbildung geht trotzdem noch eine Weile weiter, so dass außer sehr saurem Saft fast nichts im Magen ist.

Sodbrennen kann gefährliche Folgen haben: Wenn es durch starkes Sodbrennen zu Entzündungen an der Schleimhaut der Speiseröhre kommt, medizinisch Refluxösophagitis genannt, können Blutungen und Geschwüre auftreten. Durch die Vernarbung entsteht dann manchmal auch eine Verengung der Speiseröhre. Bei zu viel Magensäure hilft Natrium phosphoricum D6. Unmittelbar nach jedem Essen sollten 2 bis 3 Tabletten eingenommen werden. Auch Magnesium phosphoricum D6 ist ein geeignetes Mittel bei einer Übersäuerung des Magens. Die Anwendung ist die gleiche. Man kann beide Mittel auch kombinieren oder im Wechsel einsetzen.

Sodbrennen nicht unterschätzen!

Wenn mehrmals im Monat oder gar innerhalb einer Woche Sodbrennen auftritt, sollte man sich an seinen Hausarzt wenden. Wenn Symptome wie Völlegefühl, Schmerzen oder Schluckstörungen dabei auftreten, muss man der Sache spätestens nach 14 Tagen auf den Grund gehen. Gelegentliches Sodbrennen ist dagegen harmlos. Es tritt bei 30 bis 40 Prozent der Bevölkerung etwa einmal im Monat auf. Man kann Sodbrennen übrigens auch ziemlich leicht mit anderen Beschwerden verwechseln, denn Herzkranzgefäße, Speiseröhre und Bronchien werden vom gleichen vegetativen Nervengeflecht versorgt. Brennen hinter dem Brustbein kann deshalb auch ein Hinweis auf Angina pectoris sein. Wenn keine Herzerkrankung vorliegt und solche Schmerzen auftreten, gehört der Patient in die Hand eines Gastroenterologen. Gegen Sodbrennen gibt es ein paar recht wirksame Hausmittel: viel warmen Kamillentee trinken oder kohlensäurefreies Mineralwasser. Auch ein Glas lauwarmes Leitungswasser morgens vor dem Frühstück kann helfen, die Magensäure zu verdünnen. Spezialmittel gegen Sodbrennen:
Milch mit Schwarzkümmelöl: Dazu 5 Teelöffel Schwarzkümmelöl in 1/2 Liter warmer Milch verrühren, mit 2 bis 3 Esslöffeln Honig süßen. Vor den Mahlzeiten 2 bis 3 Esslöffel davon einnehmen. Das beruhigt den Magen und lässt Sodbrennen abklingen.

Auch 1 Glas Leitungswasser mit 1 Esslöffel Apfelessig vor dem Frühstück hilft gegen Sodbrennen.

Magenschmerzen

Bei unklaren Magenschmerzen, wie sie gelegentlich bei jedem einmal auftreten, helfen Ferrum phosphoricum D12 und Magnesium phosphoricum D6. Man nimmt die Tabletten abwechselnd in kurzen Abständen von 5 bis 10 Minuten, bis die Beschwerden abgeklungen sind.

Mandelentzündung

Bei akuter, aber auch bei chronischer Mandelentzündung sollte Natrium phosphoricum D6 abwechselnd mit Ferrum phosphoricum D12 eingenommen werden. Die Tabletten langsam im Mund zergehen lassen. Dosierung: alle 15 Minuten 1 Tablette. Bei hohem Fieber zusätzlich Kalium phosphoricum D6. Dosierung hier: alle 10 Minuten 1 Tablette. Außerdem im chronischen Fall über einen langen Zeitraum Magnesium phosphoricum D6 in heißem Wasser aufgelöst. Dosierung: pro Tag 4 bis 6 Tabletten. Wenn die Mandeln vereitert sind, nimmt man alle 15 Minuten 1 Tablette Silicea D12. Sollten die Mandeln sich verhärten, ist das richtige Mittel Calcium fluoratum D12. Es wird 3-mal täglich 1 Tablette über lange Zeit hinweg eingenommen.

Bei einer Masernerkrankung sollte der Arzt die Ohren und die Atmungsorgane überprüfen, um eine etwaige Mittelohr- bzw. Lungenentzündung rechtzeitig zu diagnostizieren.

Masern

Diese ansteckende Krankheit muss vom Arzt behandelt werden. Nach Absprache mit dem Mediziner können Schüßler-Salze ergänzend eingesetzt werden. Zu Beginn der Erkrankung sollte man den Entzündungshemmer Ferrum phosphoricum D12 abwechselnd mit Kalium chloratum D6 einnehmen. Die Dosierung: jeweils alle 30 Minuten 1 der beiden Tabletten einnehmen.

Wenn hohes Fieber dazukommt, sollte man etwa alle 15 Minuten 1 Tablette Kalium phosphoricum D6 zusätzlich im Mund zergehen lassen. Wenn sich die Haut schuppt: im Abstand von 30 Minuten 1 Tablette Kalium sulfuricum D6 einnehmen. Nach Abklingen der Krankheit ist eine Nachbehandlung erforderlich: Einige Monate lang sollte man pro Tag 3 Tabletten Natrium chloratum D6 im Wechsel mit 3 Tabletten Calcium phosphoricum D6 einnehmen.

Milchschorf

Hierbei handelt es sich um die bei Kleinkindern häufige Form einer Neurodermitis. Sie zeigt sich in schuppenden gelblichen, zum Teil nässenden Flecken am Kopf und im Gesicht. Bei den meisten Kindern verschwinden diese im zweiten Lebensjahr wieder. Hilfreich kann eine Ernährungsumstellung der stillenden Mutter oder ein Wechsel des Milchpräparats sein. Natrium phosphoricum D12 kommt zur unterstützenden Behandlung infrage. Täglich 6 Tabletten in Tee gelöst eingeben.

Stillende Mütter sollten das Natrium phosphoricum D12 selbst einnehmen und dem Kind über die Muttermilch zuführen.

Mundschleimhautentzündung

Zusätzlich zu regelmäßigen Mundspülungen mit gelöstem Ferrum phosphoricum D12 lässt man alle 15 Minuten 1 Tablette Ferrum phosphoricum D12 im Mund zergehen. Für die Mundspülung werden 2 bis 3 Tabletten Ferrum phosphoricum D12 in warmem Wasser aufgelöst. Die Spülungen sollten in Abständen von 30 Minuten erfolgen. Wenn schlechter Mundgeruch infolge der Entzündung auftritt, lutscht man alle 15 Minuten 1 Tablette Kalium phosphoricum D6, die Mundspülungen werden, wie oben beschrieben, durchgeführt.

Muskelkater

Mit jeder ungewohnten Tätigkeit, ob Sport oder Arbeit, sollte man vorsichtig beginnen und große Kraftanstrengungen am Anfang vermeiden (siehe Kasten Seite 82). Es ist wichtig, vor dem Start die Muskeln durch Übungen zu dehnen und aufzuwärmen. Tritt dennoch Muskelkater auf, kann man mit dem Entzündungshemmer Ferrum phosphoricum D12 Linderung erzielen. Man nimmt alle 15 Minuten 1 Tablette ein und lässt sie langsam im Mund zergehen.

Warum Muskelkater?

Das erste, was viele Menschen sich bei Sport und Gartenarbeit holen, ist ein satter Muskelkater: Äußerlich sind die Muskeln hart, eigenartig kraftlos und schmerzen stark. Der Grund: Die Muskeln sind schlecht trainiert und schlaff. Bewegungen und Arbeiten, die man lange nicht mehr ausgeübt hat, muten den Muskeln ungewohnte Anstrengungen zu. Früher war die Meinung verbreitet, die Milchsäure, die bei großer Muskelbelastung gebildet wird, sei allein schuld daran. Inzwischen wissen wir, dass bei sehr hohen Muskelspannungen auch Miniaturverletzungen, feine Faserrisse im Muskelinneren, entstehen. Die muss der Körper ausheilen. Wenn die verletzten Fasern abgebaut werden, entsteht dann der Schmerz. Deshalb spüren wir den Muskelkater meistens erst am anderen Tag.

Muskelkater vermeiden Sie durch regelmäßiges Training, langsame Steigerung der Belastung und durch gezielte Aufwärm- und Dehnungsübungen.

Muskelrheumatismus

Diese sehr schmerzhafte Erkrankung kann man im akuten Stadium mit Ferrum phosphoricum D12 bekämpfen. Dosis: alle 15 Minuten 1 Tablette im Mund zergehen lassen. Gut bewährt hat sich auch die Abwechslung mit Natrium phosphoricum D6 oder mit Kalium chloratum D6. Bei chronischem Muskelrheumatismus sollte man die gleichen Salze permanent einnehmen und dabei täglich zwischen Ferrum phosphoricum D12, Natrium phosphoricum D6 und Kalium chloratum D6 wechseln. Dosis: alle 2 Stunden 1 Tablette.

Muskelriss

Bei einer derartigen Verletzung hilft im akuten Fall der Entzündungshemmer Ferrum phoshoricum D6. Man nimmt am besten alle 10 Minuten 1 Tablette. Wenn die

Schmerzen nachlassen, sollten abwechselnd Calcium fluoratum D12, Kalium chloratum D6, Silicea D12 und Ferrum phosphoricum D12 eingesetzt werden. Die Dosis: täglich 6 Tabletten im ständigen Wechsel.

Muskelschwäche

Hinter Muskelschwäche können verschiedene schwer wiegende Ursachen stecken: lange Bettlägerigkeit, Nervenschädigungen, Polyneuropathie, Blutarmut, Rückenmarkstumoren, multiple Sklerose. Deshalb ist bei auftretendem Muskelschwund ärztliche Behandlung erforderlich. Zur Unterstützung können die Schüßler-Salze Kalium phosphoricum D6 und Calcium phosphoricum D6 eingesetzt werden. Die Dosis beträgt insgesamt mindestens 6 Tabletten täglich im Wechsel.

Muskelverhärtung kann die Folge eines fehlerhaften Bewegungsablaufs sein und sich bei Nichtbeachtung zu einer andauernden Muskelveränderung entwickeln.

Muskelverhärtung

Hier kommt Calcium fluoratum D12 zum Einsatz. Man nimmt 3-mal täglich 1 Tablette. Vor allem Beschwerden an Schultern und Oberarmen werden dadurch gelindert.

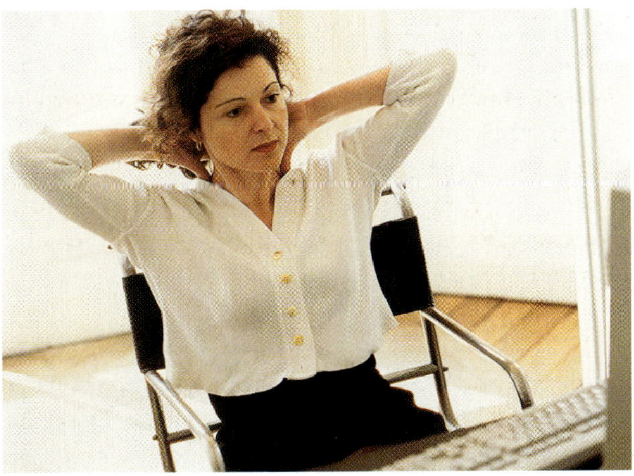

Kleine Pause mit großer Wirkung: Entspannungs- und Dehnübungen vermeiden Muskel-, Nacken- und Rückenschmerzen.

Nackenschmerzen

Nackenschmerzen sind häufig durch Muskelverspannungen verursacht. Manchmal kann die Verhärtung der Muskeln mit den Fingern ertastet werden. Der Grund für die Verspannungen kann eine starke Unterkühlung (Zug) sein oder eine falsche Lagerung des Kopfs im Schlaf. Zur Linderung trägt die Einnahme von Natrium phosphoricum D6 im Wechsel mit Silicea D12 bei. Dosierung: täglich mindestens 6 Tabletten.

Nagelbettentzündung

Wenn die Umgebung des Nagels geschwollen und gerötet ist, entstehen oft sehr unangenehme, klopfende Schmerzen, die auf eine tief gehende Vereiterung hindeuten. In solchen Fällen sollten Sie unbedingt zum Arzt gehen. Im akuten Fall kann Ferrum phosphoricum D12 im Wechsel mit Silicea D12 die Abheilung wirksam unterstützen. Man nimmt alle 10 Minuten 1 Tablette. Wenn die Entzündung chronisch verläuft, täglich abwechselnd je 3-mal 2 Tabletten Kalium chloratum D6, Silicea D12 und Calcium fluoratum D12 einnehmen.

Schnupfen und Nasenbohren, aber auch exzessiver Kokaingenuss oder das so genannte Schnüffeln schädigen die Nasenscheidewand.

Nasenbluten

Platzt ein kleines Blutgefäß in der Nasenscheidewand, kommt es zu Nasenbluten. Auslöser kann heftiges Schnäuzen sein oder eine Schädigung der Nasenschleimhaut. Auch Herz-Kreislauf-Erkrankungen oder Blutgerinnungsstörungen können dahinter stecken. Im akuten Fall den Kopf nach vorne beugen, vorsichtig schnäuzen und dann die Nasenflügel fest zusammenpressen. Zur Gesundung der Schleimhaut gibt man Kindern, schwachen und alten Menschen 6-mal täglich 1 Tablette Kalium phosphoricum D6. Wenn das Blut nur schlecht gerinnt, nimmt man 6-mal täglich 1 Tablette Natrium chloratum D6. Bei dickem und dunkel gefärbtem Blut ist die konsequente Einnahme von 6-mal täglich 1 Tablette Kalium chloratum D6 die richtige Hilfe.

Nasenpolypen

Diese traubenförmigen Gebilde aus geschwollener Schleimhaut ragen aus den Nebenhöhlen in die Nasenhöhle hinein. Ursachen sind vor allem chronische Entzündungen, z.B. infolge von Allergien. Zur Eindämmung eignet sich Calcium phosphoricum D6. Man nimmt 3-mal täglich 2 Tabletten ein. Sind die Polypen ausgesprochen schleimig, hilft am zuverlässigsten Kalium chloratum D6 in der gleichen Dosierung.

Nervenentzündung

Beim Auftreten der ersten Beschwerden sollten Sie Ferrum phosphoricum D12 im Wechsel mit Kalium phosphoricum D6 einnehmen: etwa alle 10 Minuten 1 Tablette. Wenn Lähmungserscheinungen auftreten, nimmt man zusätzlich zur ärztlichen Behandlung Kalium phosphoricum D6 und Magnesium phosphoricum D6 ein. Dosierung: alle 10 Minuten 1 Tablette.

Nervosität

Dieses weit verbreitete Leiden kann mit Schüßler-Salzen erfolgreich angegangen werden. Kalium phosphoricum D6 und Calcium phosphoricum D6 sind die geeigneten Mittel. Dosierung: 6-mal täglich 2 Tabletten im Wechsel. Wenn Nervenschmerzen auftreten, sollte Magnesium phosphoricum D6 als »Heiße Sieben« (siehe Seite 36) eingenommen werden. Kommen Erschöpfung und Schwäche dazu, ist Silicea D12 das richtige Mittel. Man nimmt 3-mal täglich 2 Tabletten ein.

Ausreichender Schlaf, geistige und seelische Entspannung, verminderte Beanspruchung und regelmäßige Ruhephasen helfen Nervosität zu verringern.

Neuralgien

Die am häufigsten auftretenden Nervenschmerzen sind die des Trigenimusnervs (Gesichtsnerv). Ansonsten aber sind Nervenschmerzen zum Glück eher selten. Wenn sie sich melden, sind sie äußerst heftig, elektrisierend und stechend. Mit Schüßler-Salzen hat man geeignete Mittel für eine gute Begleittherapie. Man nimmt abwechselnd Kalium phosphoricum D6, Magnesium phosphoricum D6 und Calcium phosphoricum D6 ein. Die Dosierung: von jeder Tablette pro Tag 3 Stück.

Zu den Neuralgien gehört neben der Trigeminusneuralgie auch die Ischialgie: Beide Krankheiten beschränken sich auf das Ausbreitungsgebiet eines Nervs.

Das Nervennetz des Körpers

Der menschliche Körper hat zwischen 30 und 40 Milliarden Nervenzellen. Zwei Drittel davon (rund 25 Milliarden) befinden sich allein im Gehirn. Jede menschliche Nervenzelle ist mit etwa 25 000 anderen Nervenzellen direkt verbunden. Die Leistung einer solchen einzelnen Zelle ist unvorstellbar groß: Sie verarbeitet zehn Milliarden Informationssignale in einer einzigen Sekunde. Die Leitungsgeschwindigkeiten sind dennoch niedriger als beim elektrischen Strom. Sie erreichen im Durchschnitt etwa das Tempo eines schnellen Autos: In den Empfindungsnerven, z. B. der Haut, beträgt die Leitungsgeschwindigkeit 15 bis 40 Meter pro Sekunde (= 54 bis 144 Kilometer pro Stunde). Die Bewegungsnerven (Muskulatur) erreichen Leitungsgeschwindigkeiten von 50 bis 120 Meter pro Sekunde (180 bis 432 Kilometer pro Sekunde). Das Nervensystem reguliert die Funktion aller Organe und verbindet außerdem ihre Leistungen zu einer aufeinander abgestimmten Einheit. Dieses »Internet« des menschlichen Körpers besteht aus kleinen und größeren Leitungsbahnen, die insgesamt eine Länge von rund einer Million Kilometern erreichen.

Nierenbeckenentzündung

Sobald erste Symptome wie Fieber, Schmerzen beim Wasserlassen, Rückenschmerzen im Nierenbereich, Leibschmerz, Brechreiz und Kopfschmerzen auftreten, muss der Arzt aufgesucht werden. Als zusätzliche Hilfe kann eine Therapie mit Schüßler-Salzen dienen. Alle 10 Minuten wird 1 Tablette Ferrum phosphoricum D12 eingenomen und bei Fieber zusätzlich alle 30 Minuten 1 Tablette Kalium phosphoricum D6. Wenn die Entzündung zurückgegangen ist, sollte man abwechselnd alle 1/2 Stunde 1 Tablette Kalium chloratum D6 und Natrium sulfuricum D6 einnehmen. Bei einer chronischen Nierenbeckenentzündung nimmt man langfristig 3-mal täglich 2 Tabletten Kalium sulfuricum D6, Natrium phosphoricum D6 und Natrium sulfuricum D6 im Wechsel ein. Wird die Entzündung von Schmerzattacken begleitet, hilft die »Heiße Sieben« (siehe Seite 36).

Zu Erkrankungen der Harnwege und des Nierenbeckens kann es kommen, wenn Infektionen der Blase nicht vollständig ausgeheilt werden.

Nierensteine, Nierengrieß

Auch hier kann neben ärztlicher Behandlung eine Selbsthilfe mit Schüßler-Salzen durchgeführt werden. Geeignete Mittel dazu sind: Silicea D12, Natrium phosphoricum D6, Natrium sulfuricum D6. Es empfiehlt sich, die Mittel jeden Tag zu wechseln und sie in der Dosierung von täglich 6 Tabletten einzunehmen.

Nierenkolik

Die Symptome sind recht eindeutig: einseitiger, wellenförmig verlaufender, heftiger Schmerz in der Seite, der oft bis zur Blase ausstrahlt. Oft kommen Schweißausbrüche, Übelkeit und Erbrechen dazu. Auslöser ist ein abgehender Nierenstein, der plötzlich einen Harnleiter blockiert. Darauf folgende heftige Bewegungen der

Harnleitermuskulatur lösen dann die Schmerzen aus. Von den Schüßler-Salzen hilft – akut und unterstützend – die »Heiße Sieben« (siehe Seite 36).

Ohrenentzündungen

Man sollte immer zum Arzt gehen, wenn eine Krankheit am Ohr auftritt, aber mit Schüßler-Salzen kann man eine Reihe solcher Erkrankungen begleitend günstig beeinflussen. Eine Entzündung im Mittelohr behandelt man mit Ferrum phosphoricum D12 abwechselnd mit Kalium chloratum D6. Im akuten Fall alle 5 Minuten 1 Tablette einnehmen. Bei Mittelohreiterung nimmt man alle 5 Minuten 1 Tablette Kalium sulfuricum D6 ein. Fließt der Eiter ab, steigt man um auf Calcium sulfuricum D6. Bei einer Entzündung des äußeren Gehörgangs wird alle 10 Minuten 1 Tablette Ferrum phosphoricum D12 eingenommen.

Ohrengeräusche oder Tinnitus sind häufig stressbedingte Erkrankungen. Sie treten bei übergroßer geistiger und seelischer Belastung auf.

Ohrengeräusche

Auch in diesem Fall ist ein Arztbesuch unerlässlich. Flankierend nimmt man Silicea D12 im Wechsel mit Natrium phosphoricum D6 ein. Dosis: 6 bis 9 Tabletten täglich.

Ohrenschmerzen

Wenn plötzlich die Ohren zu schmerzen beginnen, und man weiß noch gar nicht, welche Art der Erkrankung sich entwickelt, nimmt man die »Heiße Sieben« (siehe Seite 36) ein.

Osteoporose

Als Begleittherapie zu einer Osteoporosebehandlung hat sich die Einnahme von Calcium fluoratum D12 im Wechsel mit Calcium phosphoricum D6 bewährt. Die tägliche Gesamtdosis sollte 12 Tabletten betragen.

Parodontose (Parodontitis)

Bei dieser Zahnerkrankung handelt es sich um eine schwere bakterielle Infektion, durch die der Zahnhalteapparat und der Knochen, in dem der Zahn steckt, abgebaut werden. Egal welche Behandlung durchgeführt

Gut und schlecht für das Zahnfleisch

Gut

- Sorgfältig zwischen den Zähnen putzen. Interdentalbürstchen sind dabei leichter zu handhaben als Zahnseide.
- Speisereste nach dem Essen nicht mit Gabelzinken, Messern oder Cocktailspießchen entfernen, sondern medizinische Zahnhölzchen in der Apotheke kaufen, deren Form den Zahnzwischenräumen angepasst ist.
- Zuckerkonsum einschränken, die gefährlichen Plaquebakterien können sich sonst besonders stark vermehren.
- Beim Essen kräftig kauen, die Kauarbeit stärkt Zähne und Zahnfleisch.

Schlecht

- Stress – er kann zu nächtlichem Knirschen führen, wodurch die Zähne zu tief in das Zahnbett gedrückt werden. Dadurch wird das Zahnfleisch überbeansprucht und entzündet sich leichter.
- Rauchen – es kann Plaque vermehren und erhöht außerdem erwiesenermaßen das Risiko für Zahnfleischentzündungen sehr stark.
- Häufiges Zahnfleischbluten – durch die geplatzten Blutgefäße dringen vermehrt gefährliche Keime ein, die zu immer neuen Entzündungen führen können.
- Zahnstein, der zu selten entfernt wird – er bietet ebenfalls einen gefährlichen Nährboden für Bakterien.

80 Prozent der Patienten, bei denen eine Parodontitis trotz allen medizinischen Aufwands nicht in den Griff zu kriegen ist, sind Raucher.

wird, diese Zerstörung kann man aufhalten, aber nicht mehr umkehren, denn der Knochen wächst nicht nach. Die chronische bakterielle Parodontitis entwickelt sich auf Belägen, die sich vor allem zwischen den Zähnen bilden, wo wir mit der Zahnbürste nicht hinkommen.

Zur Vermeidung von Zahnfleischentzündungen ist vor allem eine gute und richtige Mundpflege, die das Zahnfleisch mit einbezieht, von Bedeutung.

Es gibt unterschiedliche Risikofaktoren, z. B. kann eine genetische Veranlagung bestehen. Daneben gibt es aber auch selbst verschuldete Ursachen. Raucher haben ein dreimal höheres Parodontitisrisiko als Nichtraucher. Auch das Alter spielt eine Rolle: Unter 40 bekommen nur drei bis fünf Prozent der Bevölkerung Parodontitis. Danach steigt das Risiko stark an. Das hängt mit der schwächeren Immunabwehr im Alter zusammen. Eine weitere Ursache ist Stress. Auch er schwächt das Abwehrsystem. Wenn zu all den Faktoren noch mangelnde Mundhygiene dazukommt, ist Parodontitis geradezu vorprogrammiert, dann haben die Bakterien leichtes Spiel. Die Folgen von Parodontitis sind neben Mundgeruch und Zahnfleischbluten vor allem Zahnausfall. In der zweiten Lebenshälfte gehen mehr Zähne durch Parodontitis verloren als durch Karies.

Als Begleittherapie zu den Maßnahmen des Zahnarztes hat sich der Einsatz der Mittel Calcium fluoratum D12 im Wechsel mit Silicea D12 und Kalium phosphoricum D6 bewährt. Die Gesamtdosis sollte 6 bis 9 Tabletten pro Tag betragen.

Polypen siehe *Nasenpolypen*

Prostatavergrößerung

Dieses unter älteren Männern weit verbreitete Leiden muss von einem erfahrenen Urologen behandelt werden. Mit Schüßler-Salzen kann die ärztliche Behandlung noch unterstützt werden. Dazu eignen sich abwechslungsweise Calcium fluoratum D12, Magnesium phosphoricum D6 und Natrium sulfuricum D6. Die Gesamtdosis eines Tages sollte mindestens 6 Tabletten betragen.

Pseudokrupp siehe *Krupp*

Psychische Probleme

Bei depressiven Stimmungen, Melancholie, Verzagtheit, seelischer Erschöpfung, Antriebsschwäche kann Kalium phosphoricum D6 helfen. Dosierung: stündlich 1 Tablette im Mund zergehen lassen.

Psychische Probleme sind keine Seltenheit: Statistiken zeigen, dass in Mitteleuropa bereits jeder fünfte mindestens einmal im Leben unter einem depressivem Syndrom zu leiden hat.

Quetschungen

Zur Begleittherapie bei solchen oft recht schmerzhaften und langwierigen Verletzungen eignet sich Ferrum phosphoricum D12. Alle 15 Minuten sollte 1 Tablette eingenommen werden, bis die Beschwerden zurückgehen. Wenn sich eine Schwellung bildet, ist Kalium chloratum D6 das richtige Mittel. Auch hiervon nimmt man alle 15 Minuten 1 Tablette. Nach der akuten Phase empfiehlt es sich, zur Resorption 3-mal täglich zu den Mahlzeiten 1 Tablette Silicea D12 einzunehmen.

Rheumatische Erkrankungen

Erkrankungen des rheumatischen Formenkreises sind zum Teil Autoimmunerkrankungen: Die körpereigene Abwehr wendet sich in einer überschießenden Reaktion gegen Teile des eigenen Organismus. Rheumatische Erkrankungen sind deshalb schwer zu bekämpfen. Erfolg kann neben der klassischen Rheumabehandlung der Gang zum Immunologen bringen. Man sollte einen Immunstatus machen lassen, um gezielt an der Ursache des Leidens ansetzen zu können. Auch der Einsatz von Schüßler-Salzen setzt an der Basis der Krankheit an. Bei

Todmüde, aber trotzdem wach: Schlaflosigkeit ist mittlerweile eine Volkskrankheit.

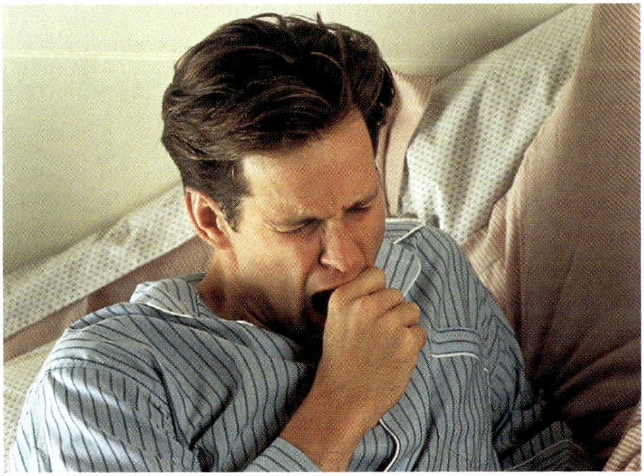

Gelenkrheuma (Muskelrheuma siehe Seite 82) sollte bei fieberhaften Schüben alle 15 Minuten 1 Tablette Ferrum phosphoricum D12 eingenommen werden. Wenn die Schmerzen wandern und sich nachts verschlimmern, ist Kalium sulfuricum D6 zu empfehlen. Man nimmt alle 30 Minuten 1 Tablette. Wenn die Schmerzen besonders heftig werden, ist es an der Zeit, die »Heiße Sieben« zuzubereiten (siehe Seite 36). Zur Anwendung im chronischen Verlauf und als Nachbehandlung nach einem akuten Schub wird Calcium phosphoricum D6 empfohlen. Dosis: mindestens 6 Tabletten pro Tag.

Traditionell wurden gegen rheumatische Erkrankungen die Heilpflanzen Ehrenpreis, Schwarze Johannisbeere, Odermennig, Brennnessel und Rettich angewendet.

Was gegen rheumatische Erkrankungen noch hilft

▶ Meerrettichauflage: Frischen Meerrettich reiben oder im Mixer pürieren. Den Brei auf ein mehrfach gefaltetes Baumwolltuch geben, dabei breite Ränder überstehen lassen. Mit dem Tuch auf die schmerzenden Stellen legen. Damit der Brei nicht wegläuft, die Ränder umschlagen. Mit einem zweiten, trockenen Tuch abdecken. 20 Minuten einwirken lassen.

▶ Rheumahemd nach Pfarrer Kneipp: 1 Hand voll Heublumen in 2 Liter Wasser kochen, 10 Minuten auf der noch heißen Kochstelle ziehen lassen, dann abseihen. Ein langes Hemd aus Baumwolle oder Leinen in dem Sud tränken, auswringen und überziehen. Den Körper mit einer Decke einwickeln und 1 bis 2 Stunden ins Bett legen.

Röteln

Diese Infektionskrankheit, die bei Kindern harmlos ist und meist viel leichter verläuft als die im Krankheitsbild ähnlichen Masern, ist gut mit Ferrum phosphoricum D12 zu behandeln. Betroffene Kinder sollten alle 15 Minuten 1 Tablette im Mund zergehen lassen.

Sollten Kinder, insbesondere Mädchen, vor der Pubertät nicht an Röteln erkrankt sein, müssen sie unbedingt dagegen geimpft werden, denn im Erwachsenenalter ist die Krankheit gefährlich. Bei Ungeborenen führt sie zu schweren Missbildungen.

Ruhelosigkeit

Wenn beständige Unruhe das Wohlbefinden stört und Nervosität einen bis zur Schlaflosigkeit peinigt, dann sollte man es abwechselnd mit Natrium chloratum D6 und Silicea D12 versuchen. Dosierung: Insgesamt sollten 6 bis 9 Tabletten pro Tag eingenommen werden.

Schlaflosigkeit

Diese weit verbreitete Zivilisationskrankeit ist sehr häufig eine Folge von zu viel Stress, Hektik und immer neuen medialen Reizen. Wenn die Unruhe so groß ist, dass der Schlaf nicht kommen will, nimmt man in jeder der letzten 3 Stunden vor dem Schlafengehen 2 Tabletten Silicea D12 ein. Auch Kalium phosphoricum D6 6-mal bis 9-mal über den Tag verteilt eingenommen, ist eine gute Therapie. Gut bewährt hat sich außerdem die »Heiße Sieben« (siehe Seite 36). Wenn hoher Blutdruck die Ursache für Einschlafprobleme ist, empfiehlt sich die Einnahme von Ferrum phosphoricum D12 im Abstand von einer Stunde über den ganzen Tag verteilt. Dies hilft auch bei hormonell bedingten Kopfschmerzen und Unruhe in den Wechseljahren.

Schlaganfall

Eine gute Unterstützung der ärztlichen Betreuung können nach einem Schlaganfall diese Schüßler-Salze leisten: bei Patienten, die ansprechbar sind, alle 15 Minuten 1 Tablette Ferrum phosphoricum D12. Nach dem akuten Stadium zusätzlich 3-mal bis 6-mal täglich 1 Tablette Silicea D12 einnehmen. Gegen leichte Lähmungserscheinungen hilft Kalium phosphoricum D6 in der Dosierung von 6 Tabletten pro Tag.

Schleimbeutel, die eigentlich Polster für vorstehende Knochen darstellen, z. B. an Knie, Schulter und Ellenbogen, entzünden sich durch Überlastung oder durch eindringende Bakterien.

Schleimbeutelentzündung

Schwellung, Rötung und Schmerzen im Bereich eines Gelenks sind die ersten Symptome dieser Erkrankung. Die Beweglichkeit des Gelenks wird mit fortschreitender Krankheit immer stärker eingeschränkt. Im Allgemeinen ist Schonung die beste Therapie. Zur Unterstützung sollte man zu Beginn der Erkrankung abwechselnd alle 15 Minuten 1 Tablette Ferrum phosphoricum D12 und Kalium phoshoricum D6 einnehmen. Wenn die akuten Beschwerden abklingen, empfiehlt sich die Einnahme von Kalium chloratum D6 mit Natrium sulfuricum D6 in einer Dosierung von insgesamt 6 Tabletten täglich über einige Wochen.

Schluckauf

Es kursieren unzählige Ratschläge gegen dieses ruckartige Zusammenziehen des Zwerchfells: die Luft anhalten, zwölf Mal hintereinander Schlucken oder eiskaltes Wasser trinken. Bei den Schüßler-Salzen ist die »Heiße Sieben« (siehe Seite 36) zuständig, sie hilft.

Schmerzen

Sie begleiten uns lebenslang. Fast immer tut es irgendwo weh, mal mehr, mal weniger. Bei starken Schmerzen sehnen wir uns ganz besonders nach einer raschen Linderung. Die folgenden Schüßler-Salze eignen sich als Schmerzstiller: Bei Wetterfühligkeit hilft Silicea D12. Schmerzen bei Entzündungen lindert Ferrum phosphoricum D12. In allen akuten Schmerzfällen nimmt man im Abstand von 10 Minuten 1 Tablette ein. Wenn die Schmerzen chronisch auftreten, sollte man einige Monate lang täglich insgesamt 6 bis 9 Tabletten einnehmen. Schmerzen bei Krämpfen bekämpft man mit einer »Heißen Sieben« (siehe Seite 36).

Ein Schnupfen kann das erste Symptom einer Infektionskrankheit wie Masern, Grippe oder Keuchhusten sein.

Schnupfen

Sobald die ersten Anzeichen eines Schnupfens auftreten, sollte man alle 15 Minuten 1 Tablette Ferrum phosphoricum D12 langsam im Mund zergehen lassen. Noch besser wirkt die Einnahme im Wechsel mit Natrium chloratum D6. Bei krampfartigen Niesanfällen hat sich Magnesium phosphoricum D6 bewährt. Entweder alle 10 Minuten 1 Tablette einnehmen oder die »Heiße Sieben« (siehe Seite 36) anwenden. Wenn die Nase verstopft ist und gelblicher Schleim austritt, hilft 1 Tablette Kalium sulfuricum D6, alle 30 bis 60 Minuten eingenommen. Bei chronischem Schnupfen, der die Nase wund werden lässt, hat sich die Einnahme von 6 bis 9 Tabletten Silicea D12 über den Tag verteilt bewährt.

Was sonst noch gegen Schnupfen hilft

Eine Wohltat für die Nase ist die physiologische Kochsalzlösung! Staubtrockene Heizungsluft dörrt die Nasenschleimhäute aus und bereitet Schnupfen und

Entzündungen den Boden. Ein wirksames Mittel dagegen ist physiologische Kochsalzlösung. Sie ähnelt den leicht salzigen Körperflüssigkeiten wie etwa dem Blutserum, den Tränen und der Nasenflüssigkeit. Physiologische Kochsalzlösung reinigt, spült Bakterien aus, lässt die Nasenschleimhaut abschwellen, hält sie feucht, schützt vor Austrocknung und Borkenbildung. Es gibt verschiedene Methoden der Anwendung:

- Das Naseninnere anfeuchten: Das geht durch Hochschnupfen der Lösung oder durch Einträufeln mit einem Pipettenfläschen.
- Durchspülung der Nase: Mit einer Schnaubentasse die Kochsalzlösung in ein Nasenloch einfüllen, bis sie zum anderen wieder herausläuft, dabei durch den Mund atmen. Es gibt für solche Spülungen auch spezielle Kannen, z. B. die »Lota«-Kanne nach der Methode Jala Neti.
- Wenn zusätzlich Schnupfensprays angewendet werden, sollte die Kochsalzlösung stets vorher eingeträufelt werden. Ihre Anwendung kann beliebig oft über den Tag verteilt erfolgen. Nebenwirkungen sind nicht zu befürchten. Die Lösung ist allerdings nicht unbegrenzt haltbar, sie sollte nach 2 Wochen erneuert werden.

In Apotheken muss man für ein 20-Milliliter-Fläschchen Kochsalzlösung teilweise über 10 DM bezahlen. Wenn man sie selbst herstellt, kostet sie fast nichts: Physiologische Kochsalzlösung ist 0,9-prozentig, enthält also neun Gramm Salz pro Liter Wasser. Zur Zubereitung Salz ins Wasser rühren, kurz aufkochen und auf Zimmertemperatur abkühlen lassen.

Schwerhörigkeit

Zusätzlich zu den Maßnahmen des HNO-Arztes kann der Betroffene sich selbst mit Silicea D12 und Calcium fluoratum D12 helfen. Man sollte beide Mittel abwechselnd einnehmen und über den Tag verteilt auf eine Dosis von 6 bis 9 Tabletten kommen.

Schwindelgefühle

Dahinter können sich verschiedene Krankheiten verbergen, die nur der diagnostisch geschulte Arzt herausfinden kann. Deshalb sollte man auf jeden Fall in die

Sprechstunde gehen, bevor man eigene Medikationen durchführt. Schließlich kann ein Herzproblem die Ursache sein, ein schnell abfallender Blutdruck oder auch die so genannte Ménière-Krankheit.
In Absprache mit dem Arzt ist bei einem akuten Schwindel alle 15 Minuten 1 Tablette Silicea D12 einzunehmen, bei einem chronischen Verlauf pro Tag 6 Tabletten. Wenn der Schwindel auf einem Blutandrang zum Gehirn beruht, wird empfohlen, alle 2 Stunden 1 Tablette Ferrum phosphoricum D12 einzunehmen. Bei nervös bedingtem Schwindel sind Kalium phosphoricum D6 und Magnesium phosphoricum D6 die Mittel der Wahl. Tagesdosis: 6 bis 9 Tabletten abwechselnd einnehmen.

Seekrankheit

Auch gegen dieses Übel ist ein Salz vorhanden. Man nimmt vorbeugend vor Antritt der Seereise alle 1 bis 2 Stunden 1 Tablette Natrium chloratum D6 ein. Während der Schiffsfahrt sollte man die Dosis erhöhen und alle 30 Minuten 1 Tablette zu sich nehmen. Wird das Missempfinden akut, sollte die Einnahme alle 5 Minuten erfolgen.

Sehprobleme

Wer schlecht sieht, gehört natürlich in erster Linie in die Hand des Augenarztes. Dort erhält er jedoch vermutlich nur eine Sehhilfe, die einige, aber nicht alle Probleme mildern kann. Um die Augen und ihre Sehkraft zu stärken, ist zusätzlich die Einnahme von Silicea D12 angebracht, und zwar in der Dosierung von 3-mal täglich 2 Tabletten über Monate hinweg. Wenn die Augen beim Lesen wehtun und zum Tränen neigen, hilft Natrium chloratum D6. Man nimmt am besten 6-mal bis 9-mal täglich 1 Tablette ein.

Bei entzündlichen Erkrankungen der Augen helfen Augenbäder mit Augentrost und hohe Gaben von Vitamin A.

Frühzeitig vorbeugen: Im günstigsten Fall können Schüßler-Salze helfen, den Weg zum Augenarzt zu ersparen.

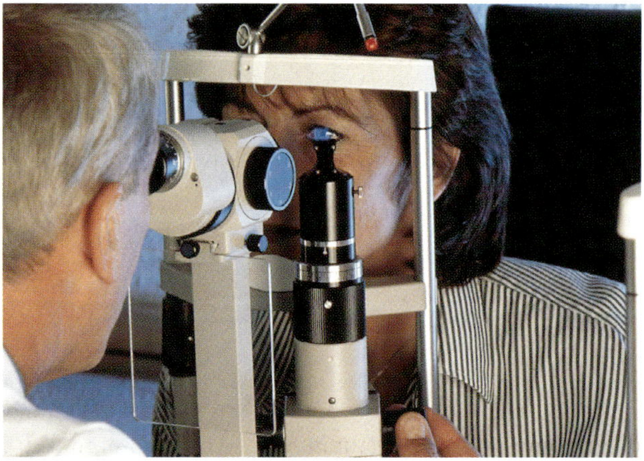

Sehnenscheidenentzündungen

Eine Sehnenscheidenentzündung kann durch Entlastung und vorübergehende Ruhigstellung therapiert werden.

Bei Sehnenscheidenentzündungen, auch bei dem bekannten Tennisarm oder Tennisellenbogen, handelt es sich um Entzündungen infolge von Überanstrengung und falscher Belastung. Ruhe ist erste Patientenpflicht. Außerdem hilft Ferrum phosphoricum D12 abwechselnd eingenommen mit Kalium chloratum D6. Tägliche Gesamtdosis: 6 bis 9 Tabletten.

Was sonst noch hilft

- Wärme und Kälte im Wechsel: Man sollte bei Auftritt der Entzündung sofort ein kaltes Kirschkernsäckchen aus der Gefriertruhe auflegen. Später muss die Durchblutung des Bereichs dann durch Wärme wieder angeregt werden. Dazu legt man das Kirschkernsäckchen in den Backofen oder die Mikrowelle, erhitzt es auf 120 °C und legt es auf die betroffene Stelle.
- Arnikawickel: Für eine Arnikaauflage mischt man Arnikatinktur 1:10 mit Wasser, tränkt ein Baumwolltuch darin und legt es auf die entzündete Stelle.

▸ Lehm- und Quarkauflagen: Lehmpasten gibt es in der Apotheke fertig zu kaufen, Quark bekommt man im Supermarkt. Man bestreicht damit ein Tuch, legt es zusammen, packt es auf die betroffene Stelle und deckt die Auflage mit einem zweiten Tuch ab. Beginnt die Auflage sich zu erwärmen, wird sie abgenommen.

Sodbrennen siehe *Magensäureüberschuss*

Sonnenbrand

Ein Sonnenbrand ist eine schwere Verletzung und zerstört zudem wertvolle Abwehrzellen. Wenn es einmal dazu kommen sollte, können Schüßler-Salze eine wertvolle Hilfe sein. Es sollten alle 10 Minuten abwechselnd 1 Tablette Ferrum phosphoricum D12 und 1 Tablette Natrium chloratum D6 eingenommen werden.

Die Hautärzte schlagen Alarm: Sie diagnostizieren immer mehr schwarzen Hautkrebs, der durch zu viel Sonneneinstrahlung hervorgerufen wird.

Was sonst noch hilft

5 bis 10 Tropfen Lavendelöl direkt auf die verbrannten Stellen mit Watte vorsichtig auftragen oder aufträufeln und mit einem Eiswürfel verteilen.

Stirnhöhlenkatarrh

Natürlich muss diese Krankheit vom Arzt behandelt werden. Zur Unterstützung geeignet sind die Schüßler-Salze Kalium phosphoricum D12 und im Wechsel dazu Silicea D12. Im akuten Fall sollte alle 15 Minuten jeweils 1 Tablette eingenommen werden. Wenn die Beschwerden abklingen, genügen je 3 Tabletten pro Tag.

Stuhlverstopfung

Eine echte Verstopfung diagnostizieren Ärzte im Allgemeinen erst dann, wenn mindestens drei Tage jeglicher Stuhlgang ausgeblieben ist. Die Gründe dafür ergeben sich aus der Funktion unseres Dickdarms: Er nimmt die Rückstände der verdauten Nahrung aus dem Dünndarm auf. Sie sind zu diesem Zeitpunkt noch flüssig. Durch Muskelbewegungen (Peristaltik) werden sie in Richtung Ausgang, also zum Mastdarm (Rektum) transportiert. Dabei entziehen die Dickdarmwände dem Darminhalt Feuchtigkeit. Je länger der Transport dauert, umso trockener wird der Stuhl und umso stärker wird er gepresst. Die Stuhlmengen (bei Mischkost täglich rund 100 bis 300 Gramm) nehmen an Volumen ab, der Kot wird hart, zum Teil klebrig, und er lässt sich schließlich nur noch mit einem gewissen Kraftaufwand ausscheiden. Dagegen geht Stuhl, der den Darm zügig passiert hat, mühelos ab.

Wenn es mal ein oder zwei Tage nicht klappt, braucht diese Verzögerung noch nicht krankhaft zu sein. Auf Dauer ist jedoch ein regelmäßiger Stuhlgang anzustreben.

Balaststoffreich ernähren

Mit Schüßler-Salzen sind gute Erfolge zu erzielen, wenn gleichzeitig die Ernährung insgesamt ballaststoffreich zusammengesetzt ist und die Bewegung nicht vergessen

Abführmittel sind keine Lösung

Wenn tagelang nichts mehr geht, greifen die Betroffenen in aller Regel zu Abführmitteln, um sich Erleichterung zu verschaffen. Das ist allerdings kein Weg, um dauerhaft etwas zu bessern, denn der Verdauungstrakt gewöhnt sich rasch an die Mittel, und sie lassen in ihrer Wirksamkeit nach. Oft werden dann stärkere Medikamente und höhere Dosierungen gewählt. Der Körper verliert dadurch aber nicht nur wertvolle Mineralien wie Kalium und Kalzium, die unter dem Einfluss dieser Mittel verstärkt ausgeschieden werden, sondern er wird mit der Zeit in seiner gesamten Verdauungsfunktion auch völlig abhängig von den jeweils eingesetzten abführenden Medikamenten.

Dreitagekur für den Darm

Gegen schlaffen Darm hilft die folgende Kur:

- **1. Tag:** abwechselnd Calcium phosphoricum D6 und Natrium phosphoricum D6 über den Tag verteilt in der Dosis von 9 Tabletten
- **2. Tag:** Ferrum phosphoricum D12 im Wechsel mit Magnesium phosphoricum D6 in der Dosis wie am Tag 1 beschrieben
- **3. Tag:** Wiederholung der Einnahme von Tag 1

wird. Bei schlaffem Darm, auch bei Hämorrhoiden, hat sich Calcium fluoratum D12 gut bewährt. Man nimmt stündlich 1 Tablette ein, um die Verdauung auf sanfte Weise anzuregen und den Darm zu stärken. Sollten zur Darmträgheit noch Hitze im Mastdarm und Kreuzschmerzen hinzukommen, empfiehlt sich die Einnahme von stündlich 1 Tablette Ferrum phosphoricum D12.
Bei starkem Völlegefühl hat sich Kalium sulfuricum D6 bewährt. Man nimmt stündlich 1 Tablette. Ist die Stuhlverstopfung mit Blähungen verbunden, hilft die »Heiße Sieben« (siehe Seite 36). Wenn alte Menschen Probleme mit dem Stuhlgang haben, sollte Calcium phosphoricum D6 eingenommen werden, das auch gegen die allgemeine Schwäche des Alters gut wirkt. Auch von diesem Mittel wird stündlich 1 Tablette eingenommen.
Manche Patienten mit Stuhlverstopfung haben zwar Stuhldrang, es kommt aber nicht zur Stuhlentleerung. Hier hilft Silicea D12. Stündlich 1 Tablette ist die normale Dosis. Ist die Stuhlverstopfung durch Übersäuerung bestimmt, helfen Ferrum phosphoricum D12, Natrium phosphoricum D6 und Natrium sulfuricum D6. Man wechselt die Salze täglich und nimmt pro Mittel auf den Tag verteilt 6 bis 9 Tabletten ein.

Für eine geregelte und gesunde Verdauung sind Faserstoffe nötig, die viel Volumen haben und wenig Nährstoffe enthalten. Das ist der Fall bei vielen Gemüsen, z. B. bei Sauerkraut und vielen anderen Kohlarten, bei Vollkornprodukten, Salaten, Hülsenfrüchten.

Antifetttherapie

Die langfristige Einnahme von Calcium phosphoricum D6 und Natrium chloratum D6 im Wechsel, je 5 Tabletten täglich, reduziert schwammiges Fettgewebe.
Ist das Fett dagegen eher wässrig, werden Natrium sulfuricum D6 und Natrium phosphoricum D6 je 5-mal täglich im Wechsel eingenommen.
Als Alternative hat sich die folgende Rezeptur bewährt: Vor dem Frühstück auf nüchternen Magen 5 Tabletten Kalium phosphoricum D6 in heißem Wasser gelöst schluckweise einnehmen. Vor dem Mittagessen die gleiche Anwendung mit Natrium phosphoricum D6 und vor dem Abendessen mit Natrium sulfuricum D6.

Übergewicht

Übergewicht kann auf Dauer zu schweren Erkrankungen führen und sollte daher kontrolliert reduziert werden.

Zur Unterstützung bei der Gewichtsabnahme haben sich bewährt: Kalium phosphoricum D6, Natrium phosphoricum D6, Natrium sulfuricum D6. Wenn verfettete Körperstellen sehr wabbelig oder schwammig sind, kann zusätzlich Calcium phosphoricum D6 Abhilfe schaffen (Anwendung siehe Kasten oben).

Unruhe in den Gliedmaßen

Viele werden davon geplagt: Ausgerechnet vor dem Einschlafen verspüren sie plötzlich einen kaum zu zähmenden Bewegungsdrang und eine Unruhe in Händen und Füßen. An Schlaf ist dann nicht mehr zu denken. Hier hilft die »Heiße Sieben« (siehe Seite 36).

Unterschenkelgeschwür (offenes Bein)

Dieses schmerzhafte und nur schlecht abheilende Geschwür tritt am Unterschenkel auf. Es ist meist die Folge von Krampfadern oder Durchblutungsstörungen, durch die das Gewebe schlecht mit Sauerstoff versorgt wird. Kleine Verletzungen heilen nur schlecht und weiten sich dann zu den oft tief ins Gewebe reichenden Geschwüren aus. Von den Schüßler-Salzen sind vor allem Calcium fluoratum D12 und Natrium sulfuricum D6 dazu geeignet, dieses Leiden einzudämmen. Man nimmt die Tabletten abwechselnd ein, jede Stunde 1 Tablette. Sollte Eiterbildung auftreten, ist zusätzlich Silicea D12 einzunehmen, 6-mal täglich 1 Tablette.

Auch Diabetiker haben infolge von Durchblutungsstörungen oft an Unterschenkelgeschwüren zu leiden.

Venenentzündung

Typische Symptome sind in aller Regel ein sehr druckempfindlicher, schmerzender, harter Venenstrang am Bein. Das Bein selbst ist nicht geschwollen. Die über der harten Stelle liegende Haut ist heiß und gerötet. Sie müssen unbedingt zum Arzt gehen, denn es besteht eventuell Thrombosegefahr! Sie können mit Schüßler-Salzen sofort eine Begleittherapie beginnen, und zwar

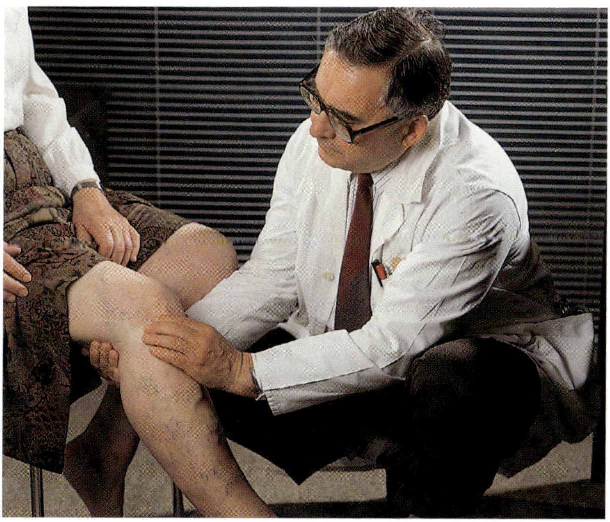

Krampfadern sind nicht nur ein optischer Makel: Regelmäßige Bewegung kann die Ausbildung der verdickten Venen, Venenentzündungen und Unterschenkelgeschwüre verhindern.

indem Sie von Anfang an alle 15 Minuten 1 Tablette Ferrum phosphoricum D12 (Entzündungshemmer) einnehmen. Dazu sollten Sie alle 1 bis 2 Stunden 1 Tablette Calcium fluoratum D12 im Mund zergehen lassen. Sie wirkt gegen die Erweiterung der Venen. Um die Thrombosegefahr zu vermindern, nehmen Sie außerdem 6-mal täglich 1 Tablette Kalium chloratum D6 ein.

Kleine Verbrennungen können selbst versorgt werden, z.B. durch Darüberleiten von kaltem Wasser, durch feuchte Umschläge (Quark), durch vorsichtiges Betupfen mit Lavendelöl pur. Größere Verbrennungen müssen ärztlich versorgt werden.

Verbrennungen

Schwere und Größe einer Verbrennung sind für die Mittelwahl entscheidend: Solange sich keine Blasen bilden, nimmt man alle 5 Minuten 1 Tablette Ferrum phosphoricum D12. Wenn Blasen dazukommen, sollte abwechselnd alle 5 Minuten 1 Tablette Ferrum phosphoricum D12 und 1 Tablette Natrium chloratum D6 eingenommen werden. Bei eitrigen Brandwunden ist pro Stunde 1 Tablette Silicea D12 zu empfehlen.

Vergesslichkeit

Man kann mit Schüßler-Salzen diesem vor allem im Alter zunehmenden Leiden entgegenwirken. Die Behandlung erstreckt sich über einen langen Zeitraum. Empfehlenswert ist es, abwechselnd Calcium phosphoricum D6 und Kalium phosphoricum D6 einzunehmen. Die empfohlenen Tagesdosis beträgt 6 bis 9 Tabletten, der Wechsel sollte wöchentlich erfolgen.

Verletzungen

Hiermit sind vor allem Verstauchungen, Schnittwunden und Blutergüsse gemeint. Sehr bewährt hat es sich, von Anfang an bei allen frischen Verletzungen konsequent alle 5 bis 15 Minuten 1 Tablette Ferrum phosphoricum D12 einzunehmen. Wenn es sich um verunreinigte Wunden handelt, sollte man mit Kalium phosphoricum D6 abwechseln und alle 5 Minuten 1 Tablette einnehmen. Bei Eiterbildung ist Silicea D12 das richtige Mittel. Auch hiervon alle 5 Minuten 1 Tablette einnehmen. Wenn es zu Schwellungen kommt, nimmt man alle 30 bis 60 Minuten 1 Tablette Kalium chloratum D6 ein. Im Fall einer Verstauchung oder Verrenkung empfiehlt es sich, abwechselnd alle 10 Minuten 1 Tablette Ferrum phosphoricum D12 und 1 Tablette Kalium chloratum D6 einzunehmen.

Wadenkrampf

Diesem schmerzhaften Krampf rückt man mit der »Heißen Sieben« zu Leibe: 10 Tabletten Magnesium phosphoricum D6 in 1/2 Glas heißen Wassers auflösen und zügig austrinken.

Bewährt gegen Warzen hat sich auch Schöllkraut: Frischen Milchsaft von Schöllkraut (wächst von Frühjahr bis Herbst fast überall, besonders an Mauern und auf Abfallhaufen) konsequent mehrmals täglich auf der Warze verreiben.

Warzen

Sie sind zäh und ausdauernd – entsprechend muss auch die Behandlung sein. Bewährt hat es sich, morgens, mittags und abends je 2 Tabletten von Natrium sulfuricum D6, Calcium fluoratum D12 und Kalium chloratum D6 einzunehmen.

Was sonst noch hilft

Mehrmals täglich den Inhalt einer Kapsel mit Vitamin A und C auf den Warzen verreiben. Teebaumöl mindestens 3-mal täglich direkt auf die Warze tröpfeln.

Wechseljahrebeschwerden

Mit dem Abnehmen der Östrogenausschüttung im weiblichen Organismus kommt es bei Frauen etwa ab dem 50. Lebensjahr zu einer ganzen Reihe von körperlichen und psychischen Beschwerden. Dazu zählen Hitzewallungen, Osteoporose, Erschlaffung der Haut,

Scheidentrockenheit, Leistungsabfall, Kopfschmerzen, Depressionen, Harninkontinenz, Nervosität, Schlafstörungen, Gelenk- und Muskelschmerzen. Zur Besserung dieser Beschwerden wird Magnesium phosphoricum D6 empfohlen, und zwar in der Dosierung von 3-mal täglich 2 Tabletten, die man in heißem Wasser aufgelöst zu sich nimmt.
Um die unangenehmen Hitzewallungen einzudämmen, ist folgendes Einnahmeschema zu empfehlen: *Montag:* Ferrum phosphoricum D12; *Dienstag:* Magnesium phosphoricum D6; *Mittwoch:* Kalium chloratum D6; *Donnerstag:* Magnesium phosphoricum D6; *Freitag:* Ferrum phosphoricum D12; *Samstag:* Magnesium phosphoricum D6; *Sonntag:* Kalium chloratum D6.

Klimakterische Beschwerden können durch eine kalzium- und magnesiumreiche Kost sowie durch die Zufuhr von Vitamin E vermindert werden.

Was sonst noch hilft

In den letzten Jahren wurde durch wissenschaftliche Untersuchungen festgestellt, dass der dramatische Östrogenabfall in der Menopause nicht nur durch die umstrittenen Hormonpillen, sondern auch durch pflanzliche Substanzen ohne jede Nebenwirkung korrigiert werden kann. Diese so genannten Phytohormone sind eine ausgezeichnete Therapie zur Vorbeugung von Wechseljahre- und Altersbeschwerden. Vor allem Frauen, die Östrogenpillen nicht vertragen oder ihre Einnahme nicht riskieren wollen, haben hier eine echte Alternative. Die wichtigsten Wirkstoffe darin sind Isoflavone (Flavonoide und Lignane). Sie stammen aus dem Bienenstock und sind in Pollen, in Perga (Bienenbrot) und in Gelée royale hoch konzentriert enthalten. In Skandinavien greift inzwischen schon jede dritte Frau im Klimakterium zu den nebenwirkungsfreien Phytohormonen. Seit Herbst 1999 sind sie auch in deutschen Apotheken als »melbrosia plus« erhältlich.

Weißfluss (Fluor)

Er ist der häufigste Grund dafür, dass Frauen zum Gynäkologen kommen. Das ziemlich schwer zu behandelnde Leiden ist glücklicherweise meistens harmlos, wenn auch ziemlich unangenehm. Die Gründe sind vielfältig, deswegen gestaltet sich die Heilung auch so schwierig. Von den Schüßler-Salzen sollte Kalium chloratum D6 versucht werden. Die betroffenen Frauen nehmen am besten 6 bis 9 Tabletten über den Tag verteilt ein.

In Absprache mit dem Frauenarzt können gegen Fluor auch Scheidenspülungen und Sitzbäder mit einer Lösung aus Kalium chloratum D6 vorgenommen werden.

Windpocken

An dieser ansteckenden Virusinfektion erkranken vor allem Kinder, seltener Erwachsene. Das Virus wird beim Husten und Niesen durch Tröpfchen übertragen. Die Symptome sind stecknadelkopfgroße, stark juckende Flecken, auf denen sich später rote flüssigkeitsgefüllte Bläschen bilden. Sie platzen auf, und die Krusten verschorfen. Die Kinder bekommen leichtes Fieber, meist um 38 °C . Nach zwei bis drei Wochen heilen die Krusten ohne Narbenbildung wieder ab, wenn sie nicht aufgekratzt wurden. Als Begleittherapie empfiehlt sich die Einnahme von Schüßler-Salzen. Am Anfang gibt man abwechselnd alle 10 Minuten 1 Tablette Ferrum phosphoricum D12 und 1 Tablette Natrium chloratum D6. Steigt das Fieber, gibt man alle 10 Minuten 1 Tablette Kalium phosphoricum D6 und Natrium chloratum D6. Wenn sich Bläschen gebildet haben und zu verkrusten beginnen, sollte man deren Abheilung fördern. Dazu gibt man am besten alle 10 bis 15 Minuten 1 Tablette Silicea D12. Die Abschuppungsphase begleitet man mit Schüßler-Salzen, um die Haut rasch wieder gesunden zu lassen. Man gibt 6-mal täglich 3 Tabletten Kalium sulfuricum D6, bis die Windpocken völlig verschwunden sind.

Wundsein bei Kleinkindern

Bei Verdauungsstörungen oder großer Überempfindlichkeit gegenüber bestimmten Nahrungsmitteln, bei einer sehr nässeempfindlichen Haut oder auch durch Wasch- und Pflegemittel und Allergien können oft schwer abheilbare Wundstellen entstehen. Dagegen gibt man vor jeder Mahlzeit je 1 Tablette Natrium phoshoricum D6 und Natrium chloratum D6.

Gerade die Zähne sind außerordentlich abhängig vom Mineralhaushalt des Körpers. Deshalb sollten sie auch bei allen Problemen mit einer Schüßler-Salz-Therapie unterstützt werden.

Zahnerkrankungen

Zahnschmerzen müssen nicht immer durch Karies ausgelöst sein, auch Stress kann sie verursachen. Je nach Auslöser werden sie mit unterschiedlichen Schüßler-Salzen therapiert. Bei Schmerzen, die nach einer Erkältung auftreten, sollte man alle 15 Minuten 1 Tablette Ferrum phosphoricum D12 einnehmen. Wenn der Zahnschmerz sich abends steigert, kann eine Vereiterung seine Ursache sein. Silicea D12 ist das richtige Mittel dagegen: alle 15 Minuten 1 Tablette im Mund zergehen lassen. Bei stressbedingten Zahnschmerzen nimmt man je 3 Tabletten Kalium phosphoricum D6 und Magnesium phosphoricum D6 und löst sie in 1/2 Glas heißen Wassers auf. Diese Lösung alle 30 Minuten in kleinen Schlucken einnehmen. Wenn die Backe geschwollen ist, sollte abwechselnd alle 15 Minuten 1 Tablette Kalium chloratum D6 und 1 Tablette Silicea D12 eingenommen werden. Zahnschmerzen, die sich durch Wärme bessern, behandelt man mit der Einnahme von 1 Tablette Magnesium phosphoricum D6 alle 15 Minuten. Wird es bei Kälte besser, was auf eine Entzündung hindeutet, ist Ferrum phosphoricum D12 das richtige Mittel. Auch hier wird alle 15 Minuten 1 Tablette eingenommen. Zahnweh, das mit Ohrenschmerzen verbunden ist, sollte mit Silicea D12, Kalium chloratum D6 und Natrium chloratum D6 behandelt werden. Dosierung: abwechselnd alle 10 Minuten je 1 Tablette einnehmen. Gegen Zahnfleischbluten nehmen Sie 6-mal pro Tag 1 Tablette Ferrum phosphoricum D12. Bei einer Zahnfleischentzündung ist die abwechselnde Einnahme von täglich je 2 Tabletten Ferrum phosphoricum D12, Kalium chloratum D6 und Silicea D12 anzuraten.

Natürlich gilt auch bei Zahnschmerzen: erst mit dem Arzt die Ursache klären, dann seine Therapie begleitend durch Schüßler-Salze unterstützen.

Zahnen bei Kindern

Wenn zwischen dem vierten und achten Lebensmonat die ersten Milchzähne durchbrechen, beginnt für Kinder und Eltern meist eine ziemliche Leidenszeit. Das Kind weint viel, sein Zahnfleisch rötet sich und schwillt an. Auffallend ist der starke Speichelfluss. Oft kommen auch noch Durchfälle und Fieber dazu. Zur Förderung des Zahndurchbruchs sollte man den Kleinen abwechselnd Calcium phosphoricum D12 und Calcium fluoratum D12 eingeben. Die Gesamtdosis kann 4 bis 6 Tabletten pro Tag umfassen. Wenn das Kind Fieber bekommt, ist Ferrum phosphoricum D12 das richtige Mittel. Man gibt pro Tag 6-mal 1 Tablette.

Hausmittel gegen Zahnschmerz

Wenn eine Entzündung vorliegt, hilft Kälte, denn diejenigen der 32 Schmerzpunkte in unserem Mund, die im Bereich der Entzündung liegen, reagieren wie Vulkane: Sie werden heiß und pulsieren. Mit der Eiseskälte eines Kirschkernsäckens aus der Gefriertruhe dämmt man diese Schmerzvulkane erfolgreich ein. Was noch hilft, sind Teebaumöl pur, eine aufgeschnittene Zwiebel oder Nelkenöl. Alle diese Hausmittel sollte man direkt auf die Schmerzstelle geben.

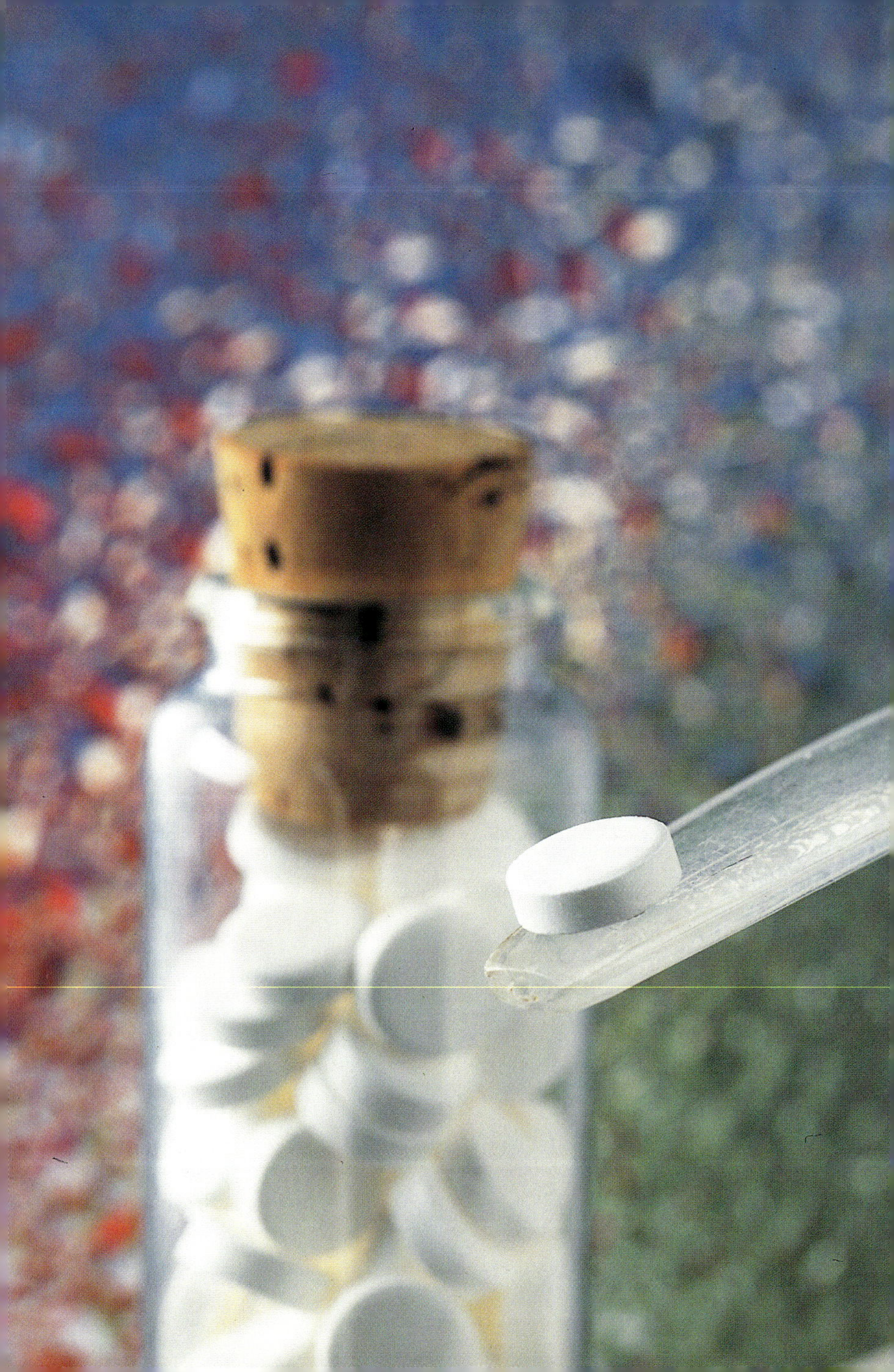

Die Ergänzungsmittel

Seit dem Tod von Wilhelm Heinrich Schüßler im Jahr 1898 haben sich viele Ärzte, Heilpraktiker und Wissenschaftler mit seiner Lehre befasst und sie in manchen Bereichen auch weiterentwickelt. Es wurden z. B. so genannte biochemische Ergänzungsmittel eingeführt, denen man die Nummern 13 bis 24 gegeben hat. Die Anwender der klassischen Schüßler-Therapie lehnen diese Mittel ab. Die Verfechter der erweiterten Therapie argumentieren, man könne damit eine besonders gezielte und fein abgestimmte Behandlung durchführen. Der Vollständigkeit halber sollen sie hier kurz vorgestellt werden.

Zu den Ergänzungsmitteln liegen bislang, im Vergleich zu den zwölf Hauptsalzen, weit weniger Forschungsergebnisse vor.

Salz Nr. 13: Kalium arsenicosum

Dieser Stoff kommt vor allem in der Haut vor, außerdem im Gehirn, in der Leber, in den Nerven, den Geschlechts- und Zeugungsorganen sowie den Muskeln. Kalium arsenicosum wird vor allem bei Juckreiz und schwer heilbaren Hauterkrankungen eingesetzt. Auch bei nervlicher und körperlicher Erschöpfung findet das Mittel Anwendung.

Salz Nr. 14: Kalium bromatum

Dieses Salz wirkt vor allem auf das Nervensystem, die Geschlechtsorgane sowie auf Haut und Schleimhäute. Es wird von Heilpraktikern und in der Naturheilkunde meist eingesetzt bei einer Schilddrüsenüberfunktion, bei nervösen Zuckungen, auch bei Sehstörungen, Asthma, depressiven Stimmungen, Impotenz, Schlafstörungen, Hauterkrankungen wie Ekzem oder Akne, bei Psoriasis (Schuppenflechte) und bei verschiedenen Schleimhautreizungen vor allem im Genitalbereich.

Äußerlich gleich, aber von unterschiedlicher Wirkung: Zu den zwölf Salzen gibt es noch ein Dutzend Ergänzungssalze sowie zwölf Salben.

Salz Nr. 15: Kalium jodatum

Bei erhöhter Reizbarkeit und Weinerlichkeit wird Kalium jodatum am meisten eingesetzt. Es wirkt hohem Blutdruck entgegen, regt die Verdauung an, fördert die Gehirndurchblutung und die Herzgesundheit.

Salz Nr. 16: Lithium chloratum

Wenn die Gelenke Probleme machen, weil sie schmerzhaft geschwollen oder versteift sind, dann setzen manche biochemisch orientierten Ärzte und Heilpraktiker dieses Mittel ein. Auch bei rheumatischen Erkrankungen und Gicht gilt es als wirkungsvoll. In manchen Fällen hilft es auch bei depressiver Verstimmung.

Salz Nr. 17: Manganum sulfuricum

Dieses Mittel wird vor allem im Wechsel mit Ferrum phosphoricum D12 (Salz Nr. 3) bei Blutarmut, rheumatischen Erkrankungen, Ermüdungszuständen, Kreislaufstörungen und Zahnschmerzen eingesetzt.

Bei einer ganzen Reihe meist nervlich bedingter Krankheitsbilder wird Cuprum arsenicosum eingesetzt, so z. B. auch bei Epilepsie, wo es sehr hilfreich ist.

Salz Nr. 18: Calcium sulfuratum

Dieses Mittel ist noch nicht ausreichend erforscht. Es wird auch nur wenig eingesetzt. Manche Heilpraktiker wenden es bei vegetativer Dystonie und Erschöpfungszuständen an.

Salz Nr. 19: Cuprum arsenicosum

Die Anwendungsgebiete dieses Salzes sind neben Erkrankungen der Nerven auch Neuralgien, Ischiasschmerzen, Koliken, Krampfhusten, Muskelkrämpfe. Wenn die Nieren nicht richtig funktionieren und sich Wasser im Körper ansammelt, wird es gelegentlich abwechselnd mit Natrium sulfuricum D6 (Salz Nr. 10) angewandt.

Salz Nr. 20: Kalium aluminium sulfuricum

Hierbei handelt es sich um ein Mittel, das vor allem bei Störungen im Nervensystem eingesetzt wird. Wie Cuprum arsenicosum hilft es auch bei Magen- und Darmkoliken sowie bei Schwindelanfällen.

Salz Nr. 21: Zinkum chloratum

Zinkum chloratum wird verabreicht beim prämenstruellen Syndrom (PMS), bei Schlafstörungen, vor allem bei solchen, die auf unruhige Beine und Füße zurückgehen, außerdem bei Nervenkrankheiten und Angstgefühlen.

Zink ist ein Spurenelement, das vor allem im Bereich des Wachstums eine große Rolle spielt. Es ist in allen Zellen enthalten und steuert wichtige enzymatische Vorgänge. Ohne Zink kein Leben, keine Fruchtbarkeit, kein funktionierendes Abwehrsystem.

Salz Nr. 22: Calcium carbonicum

Dieses Salz wirkt heilend vor allem bei nässenden Ekzemen, Milchschorf, Augenentzündungen und Darmstörungen. Vor allem Kinderärzte, die nach der biochemischen Heilmethode behandeln, geben es ihren kleinen Patienten. Calcium carbonicum ist für die Behandlung von Kindern sehr gut geeignet, da es auch noch beruhigend wirkt und hilft, körperliche Erschöpfung zu überwinden.

Salz Nr. 23: Natrium bicarbonicum

Dieses Salz fördert die Ausscheidung von Harnsäure und wird deshalb vor allem bei Gicht zusätzlich zu Silicea D12 und Natrium phosphoricum D6 eingesetzt.

Salz Nr. 24: Arsenum jodatum

Dieses Salz wird sehr vielfältig eingesetzt: Es hilft bei Darmerkrankungen und Lungentuberkulose, aber auch bei Asthma, Akne, Sodbrennen, Schilddrüsenschwellung, Gicht, rheumatischen Erkrankungen, Hitzewallungen und Nachtschweiß.

Die biochemischen Salben

Von allen Schüßler-Salzen gibt es auch die dazu passenden Salben. Sie enthalten das jeweilige biochemische Salz im vorgeschriebenen Verdünnungsverhältnis. Als Trägerstoffe finden Öle und Fette Verwendung. Man wendet die biochemischen Salben, die allerdings erst nach dem Tod Dr. Schüßlers entwickelt wurden, überall dort an, wo das dazugehörige Mittel auch innerlich eingesetzt wird. Die in den Salben enthaltenen Mineralsalze werden über die Haut aufgenommen und wirken zum Teil noch schneller als die Salze.

Schwangerschaftsstreifen lassen sich vermeiden, wenn neben der Einnahme von Calcium fluoratum D12 die Bauchdecke mit Calcium-fluoratum-Salbe eingerieben wird.

Salbe Nr. 1: Calcium-fluoratum-Salbe

Man wendet sie gerne an als Mittel bei der Massage gegen die Erschlaffung der hautelastischen Gewebe. Auch bei Verhärtungen der Haut findet diese Salbe Verwendung. Viele Heilpraktiker und biochemisch orientierten Ärzte verordnen sie bei Unterschenkelge-

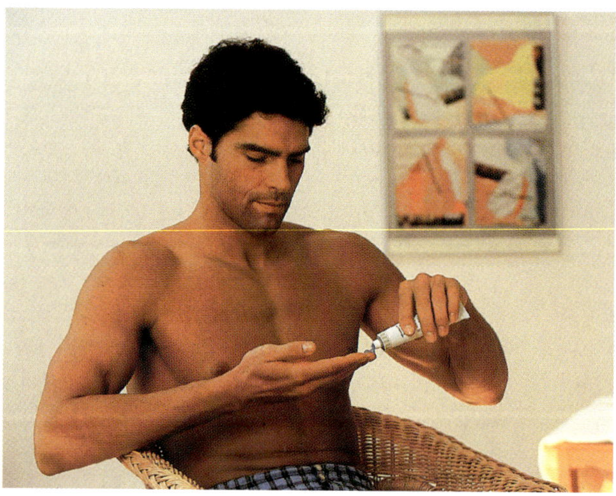

Vor allem bei Haut- und Muskulaturproblemen bietet sich der Einsatz von Salben an.

schwüren und Krampfadern. Weitere Einsatzbereiche dieser Salbe sind: übermäßige Hornhautbildung, verhornende Ekzeme, Hautschrunden, Hühneraugen, Risse, Nagelverwachsungen, eiternde Fisteln, Narbenwülste.

Salbe Nr. 2: Calcium-phosphoricum-Salbe

Sie wird eingesetzt zum Muskelaufbau und zur kräftigenden Massage bei chronischen Erkrankungen aller Art. Wenn Kinder mit Knochenschwäche zu kämpfen haben, wenn Patienten unter Gelenkergüssen und Schleimbeutelentzündungen oder Knochenhautreizungen leiden und wenn Knochenbrüche schlecht und verzögert heilen, ist Calcium-phosphoricum-Salbe das Mittel der Wahl. Auch bei Verkrampfungen, Schiefhals und Migräne hilft eine Einreibung damit. Schließlich kommt sie auch noch bei Rückenschwäche, bei eitrigen Hautausschlägen und bei Lymphdrüsenschwellungen zum Einsatz.

Neben Salbe Nr. 3 sollte man innerlich Natrium chloratum D6 einnehmen. Dieses Mittel verhindet das Nässen der Wunden.

Salbe Nr. 3: Ferrum-phosphoricum-Salbe

Wenn frische Wunden oder Entzündungen zu versorgen sind, sollte man Ferrum-phosphoricum-Salbe anwenden. Auch bei Hautrötungen mit Schwellung und Schmerz kommt die Salbe zum Einsatz, außerdem bei Quetschungen und Verstauchungen. Bei Verbrennungen, bei denen die Blasen noch nicht aufgebrochen sind, hilft ein Salbenverband mit Ferrum-phosphoricum-Salbe. Wenn jedoch die Oberhaut zerstört ist, darf man Ferrum phosphoricum nur noch in Tablettenform einnehmen. Juckende Hautausschläge können ebenfalls mit Ferrum-phosphoricum-Salbe behandelt werden. Bewährt hat sich die Ferrum-phosphoricum-Salbe auch zur Massage bei ständig kalten Füßen.

Salbe Nr. 4: Kalium-chloratum-Salbe

Bei allen trockenen Hautausschlägen wie Schuppen oder auch Schuppenflechte ist die Salbe geeignet. Auch Warzen und Hühneraugen können damit behandelt werden. Für Bläschenausschläge (herpesartig) und Krampfadern ist ebenfalls eine gute Heilwirkung der Salbe nachgewiesen.

Die Salben wirken natürlich in der Kombination mit den Tabletten am besten, weil dem Organismus die Wirkstoffe von außen wie von innen zugeführt werden.

Salbe Nr. 5: Kalium-phosphoricum-Salbe

Sie ist sehr hilfreich als Mittel bei leichten Massagen vor allem bei Nerven-, besonders bei Ischiasschmerzen. Die Salbe wird außerdem mit Erfolg bei schlecht heilenden Wunden und bei Beingeschwüren eingesetzt. Auch für die Einreibung bei Herzproblemen hat sie sich bewährt.

Salbe Nr. 6: Kalium-sulfuricum-Salbe

Wenn die Haut juckt und sich schuppt, ist dieses Mittel bestens geeignet, um Abhilfe zu schaffen. Man wendet sie außerdem bei trockener und harter Haut sowie bei wandernden rheumatischen Schmerzen an.

Salbe Nr. 7: Magnesium-phosphoricum-Salbe

Diese Salbe wird eingesetzt bei allen reißenden Schmerzen, bei Krämpfen und bei Durchblutungsstörungen. Auch im Alter, wenn die Haut aus Trockenheit oft juckt, tut sie gute Dienste.

Salbe Nr. 8: Natrium-chloratum-Salbe

Sie hat sich bewährt bei Insektenstichen, Gürtelrose, Lippenbläschen, entzündeten Talgdrüsen, Mitessern (Pickeln), Akne, Hautpilzen. Auch bei nässenden Hautabsonderungen, bei Nagelfalzeiterungen (Umlauf), verhärteten Drüsenschwellungen, geschwollenen Gelenken und bei Afterfissuren wird sie erfolgreich eingesetzt. Außerdem findet sie Anwendung bei Wundsein von Kleinkindern.

Salbe Nr. 9: Natrium-phosphoricum-Salbe

Wenn die Haut großporig und fettig wird, wenn Mitesser und Pickel auftreten, dann kann man mit dieser Salbe Besserung erreichen. Auch bei eitrigen Furunkeln, bei Milchschorf und Brustdrüsenentzündung im Anfangsstadium sind gute Erfolge zu erzielen.

Natrium-phosphoricum-Salbe eignet sich außerdem zum Einreiben und zur leichten Massage bei Gicht, rheumatischen Erkrankungen und Arthrose.

Salbe Nr. 10: Natrium-sulfuricum-Salbe

Sie wird vor allem bei Hautpilzerkrankungen eingesetzt und bei eiternden Ausschlägen. Wer unter Frostbeulen oder unter Hühneraugen leidet, kann die Salbe ebenfalls mit Erfolg anwenden. Sie eignet sich außerdem zur Behandlung von Wundrose und von Nervenschmerzen. Auch als Einreibemittel (Lebergegend) bei Gallenabflussstörungen hat sie sich bewährt.

Salbe Nr. 11: Silicea-Salbe

Anhänger der Biochemie und Therapeuten setzen diese Salbe gerne als Massagecreme ein, vor allem bei Elastizitätsverlust der Sehnen bzw. des Stütz- und Bindegewebes. Sie fördert außerdem das Ausreifen von Geschwüren und Eiterungen, auch Karbunkeln, Nagelgeschwüren und Fisteln. Wenn Wunden nicht heilen wollen, ist Silicea-Salbe ebenfalls geeignet, um Abhilfe zu schaffen.

Salbe Nr. 12: Calcium-sulfuricum-Salbe

Ihr hauptsächliches Anwendungsgebiet sind nesselartige Ausschläge, die sich auf der Haut bilden, jucken, nässen und brennen.

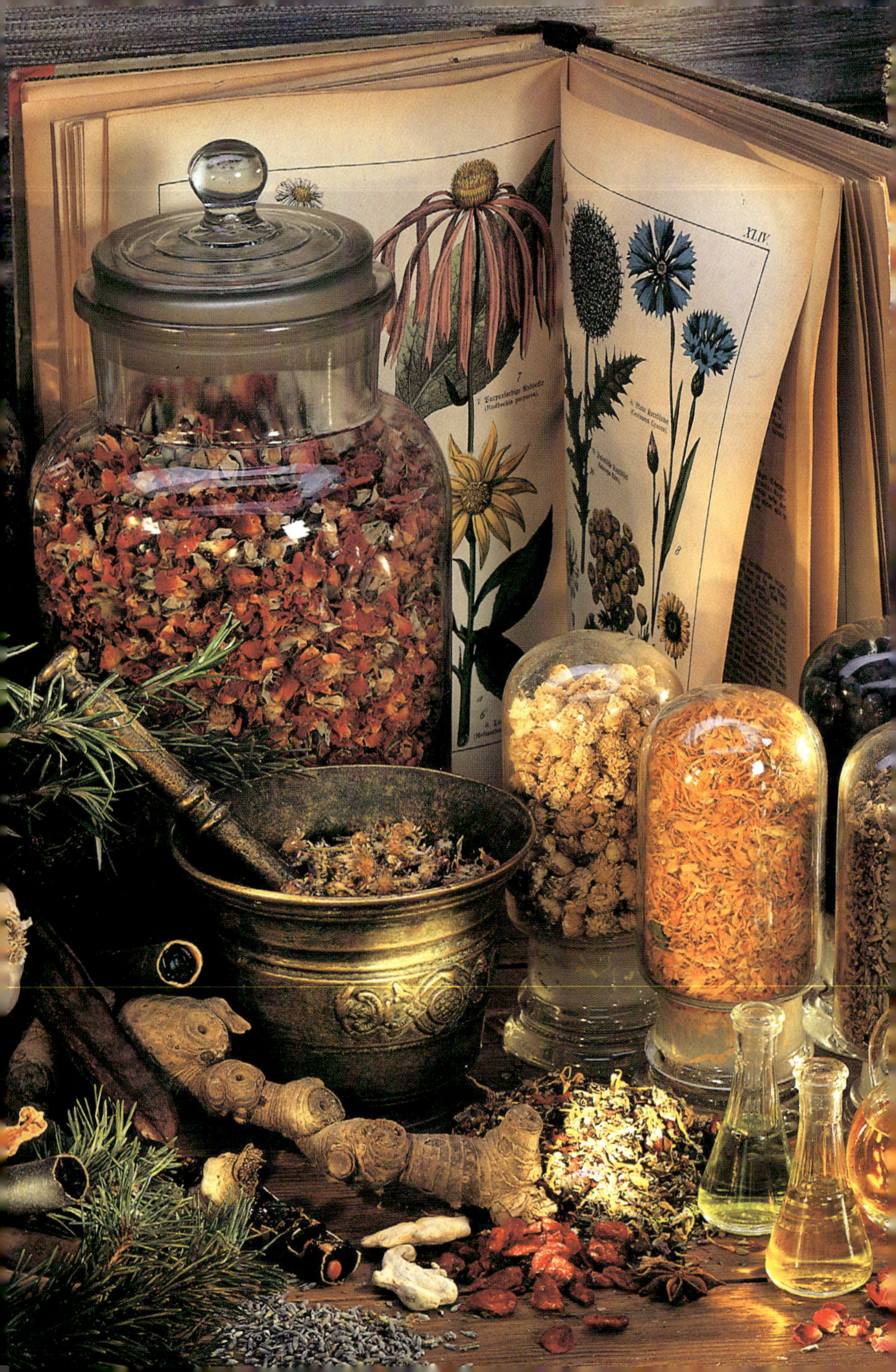
XLIV

Heilkräuter und Salze – das passst

Auch viele der heilsamen Kräuter, die wir als Therapeutikum einsetzen, enthalten neben ätherischen Ölen und Bitterstoffen vor allem hochwertige Mineralsalze. Viele Kräuter unterstützen deshalb das biochemische Konzept und ergänzen es. Wenn man so bekannte Heilkräuter wie Schachtelhalm (Zinnkraut), Spitzwegerich, Brennnessel, Schöllkraut oder Salbei untersucht, stellt man bei ihnen einen besonders hohen Gehalt an jenen Mineralstoffen fest, die auch in Wilhelm Heinrich Schüßlers Biochemie verordnet werden. Es ist auffallend, aber auch nahe liegend, dass diese Kräuter bei den gleichen Beschwerden angewandt werden wie die entsprechenden Salze.

Es ist eine uralte Erfahrung, dass die von den Kräutern über die Wurzeln aufgenommenen Salze bei bestimmten Erkrankungen heilende Wirkungen erzeugen.

Anwendung von Kräutern und Salzen

Heilpflanzen finden in vielen Formen Anwendung in der Heilkunde: Sie werden als Tee zubereitet, als Tinktur oder Salbe aufgetragen, als Aromaöl eingeatmet. Sie lassen sich mit Schüßler-Salzen sehr gut kombinieren.

In der Verdauung

▸ Bei nervösen Magenschmerzen, bei Völlegefühl und Blähungen setzt man die bewährte Angelikawurzel ein, z. B. als Tee: 1 gehäuften Teelöffel in einer großen Tasse mit kochendem Wasser überbrühen und abgedeckt 10 Minuten ziehen lassen. Nach dem Abseihen in kleinen Schlucken trinken. Dazu nimmt man die Schüßler-Salze Ferrum phosphoricum D12 und Natrium phosphoricum D6 im Wechsel ein. Alle 15 Minuten 1 Tablette.

Die Apotheke der Natur: Gegen fast jedes Gebrechen hat sie ein Kraut wachsen lassen.

Die ursprünglich in Afrika beheimatete, heute auch in Südostasien wachsende saftige Aloe mit ihren dicken graugrünen Blättern löst zuverlässig Verstopfungen.

▶ Bei chronischer Verstopfung hilft Aloesaft. Wenn frische Aloepflanzen zur Verfügung stehen, presst man für Erwachsene etwa 15 Gramm, für Kinder maximal 5 Gramm aus. Dazu die Stacheln abkratzen, die Blätter zerschneiden oder im Mixer zerkleinern und durch ein Tuch drücken (Haltbarkeit im Kühlschrank 3 bis 4 Tage bei gutem Verschluss). Der Saft wird pur oder mit Wasser verdünnt getrunken. Etwas Honig dazu empfiehlt sich, denn er ist sehr bitter. Dazu passen Ferrum phosphoricum D12 und Natrium phosphoricum D6. Man nimmt 6 bis 9 Tabletten über den Tag verteilt ein.

▶ Gegen Durchfälle sind Heidelbeeren ein altbewährtes und sicheres Mittel. Man isst entweder 2 bis 3 Esslöffel getrocknete Beeren oder bereitet eine Abkochung vor: 4 Esslöffel Heidelbeeren, 1 Prise Salz mit 1/2 Liter Wasser 10 Minuten kochen. Heiß abseihen und nach Abkühlung über den Tag verteilt in kleineren Portionen kalt trinken. Dazu passt Magnesium phoshoricum D6. Dosierung: alle 5 Minuten 1 Tablette in heißem Wasser gelöst einnehmen. Bei schleimigen Durchfällen lässt man alle 5 bis 10 Minuten 1 Tablette Natrium chloratum D6 im Mund zergehen.

Bärentraubenblättertee eignet sich nicht für Kinder unter zwölf Jahren und darf nicht während Schwangerschaft und Stillzeit getrunken werden.

Für die Ausscheidungsorgane

▶ Zur Blasenstärkung können Bärentraubenblätter zubereitet werden. Sie helfen auch bei leichteren Blasenentzündungen. Man nimmt 2 Esslöffel voll und setzt sie für einige Stunden mit 3/4 Liter kaltem Wasser an. Dann seiht man ab und kocht die Flüssigkeit abgedeckt einmal kurz auf. Von dem Sud werden über den Tag verteilt 3 bis 4 Tassen getrunken. Dazu passt Ferrum phosphoricum D12. Dosierung: 3 bis 4 Tabletten pro Stunde im Mund zerghen lassen. Ab dem zweiten Tag im Wechsel mit Natrium phosphoricum D6.

▶ Für die Stärkung der Nierentätigkeit kommen vor allem Birkenblätter, Lindenblüten oder Preiselbeerblätter infrage. Sie werden als Tee zubereitet: 1 gehäuften Esslöffel Lindenblätter pro Tasse aufbrühen, 15 Minuten ziehen lassen, 3-mal täglich frisch zubereiten. Kurz vor der angestrebten Schwitzprozedur möglichst heiß und rasch trinken.

Lindenblüten fördern die Schweißbildung und entlasten dadurch die Nieren.

Preiselbeerenblätter werden kalt angesetzt. Dazu nimmt man 4 Esslöffel auf 1 Liter Wasser. Nach einigen Stunden abseihen und kurz aufkochen. 4-mal täglich 1 Tasse trinken. Dazu passen: Ferrum phosphoricum D12, Kalium phosphoricum D6, Natrium phosphoricum D6 und Natrium sulfuricum D6. Täglich wechselnd 6 bis 9 Tabletten einnehmen.

▶ Für die Leber nimmt man bei Beschwerden Artischockenblätter und Erdrauchkraut zu Hilfe. Artischockenblätter sind sehr bitter, daher ist 1/2 Teelöffel pro Tasse die maximale Dosierung. Heiß aufbrühen und 5 Minuten ziehen lassen, mehrmals täglich trinken.

Wenn ein unangenehmer Druck auf der Leber lastet, sollte man 6-mal täglich 1 Tablette Kalium phosphoricum D6 im Mund zergehen lassen.

Erdrauchkraut kann vor allem Gallenblasenbeschwerden lindern. Man übergießt 1 gehäuften Esslöffel pro Tasse mit kochendem Wasser und lässt es 5 Minuten ziehen. Dazu passen 6-mal 1 Tablette Kalium sulfuricum D6 pro Tag. Bei Leberstauung hat sich eine Therapie mit Natrium sulfuricum D6 bewährt. Die empfohlene Dosis: 6-mal täglich 1 Tablette.

▶ Die Harnausscheidung aktiviert man, wenn man über einen längeren Zeitraum hinweg 1 Esslöffel Hauhechelwurzel mit 1 Tasse Wasser überbrüht, nach 1/2 Stunde abseiht und den Sud trinkt (bis zu 5-mal täglich). Dazu passen Natrium chloratum D6, Natrium phosphoricum D6, Natrium sulfuricum D6 und Silicea D12. Die Tabletten im Wechsel einnehmen. Tagesdosis etwa 4 bis 6 Stück.

Gegen Erkältungen

- Bei Reiz- und Krampfhusten setzt man 1 Esslöffel Huflattichblätter pro Tasse kaltes Wasser an. Der Ansatz wird aufgekocht, nach 10 Minuten abgeseiht und 3-mal täglich mit Honig gesüßt getrunken.
- Im Fall von Verschleimung hilft ein Tee aus kalt angesetztem Spitzwegerichkraut (Zubereitung wie Huflattichblätter). Zu diesen Hustenkräutern passt 6-mal täglich 1 Tablette Kalium chloratum D6. Bei den ersten Anzeichen für einen beginnenden Husten erhöht man die Dosis auf 6-mal täglich 2 Tabletten und alle 15 Minuten 1 Tablette Ferrum phosphoricum D12.
- Im Fall von Keuchhusten sind Sonnentau und Thymian die richtigen Kräuter. Vom Sonnentau brüht man 1 gehäuften Teelöffel pro Tasse auf und seiht nach 10 Minuten ab. Den Tee gut warm trinken, täglich bis zu 4-mal frisch zubereitet.

Sehr gut bewährt gegen Keuchhusten hat sich auch die »Heiße Sieben« (siehe Seite 36), wenn sie gleich zu Anfang der Erkrankung getrunken wird.

Thymian ist bakterientötend und auswurffördernd. Man brüht 1 Esslöffel pro Tasse auf, lässt den Aufguss 5 Minuten ziehen und seiht dann ab. Täglich sollten davon bis zu 4 Tassen gut warm getrunken werden. Dazu passt Ferrum phosphoricum D12. Man nimmt alle 15 Minuten 1 Tablette und lässt sie im Mund zergehen.

In fortgeschrittenem Stadium nimmt man bei dicklichem, hellem Auswurf stündlich 1 Tablette Kalium chloratum D6 und lässt sie möglichst langsam im Mund zergehen. Kindern, die einen eiweißartigen Auswurf haben, gibt man am besten alle Stunde 1 Tablette Calcium phosphoricum D6 zum Lutschen. Wenn dagegen der Auswurf eher gelblich und schleimig aussieht, hat sich Kalium sulfuricum D6 bestens bewährt. In diesem Fall gibt man dem kleinen Patienten pro Stunde 1 Tablette dieses Mittels ein.

Für Nerven und Schlaf

Wenn Stress die Ruhe raubt, fehlt es an Konzentrationsvermögen, Nervosität macht sich breit, das Einschlafen fällt schwer. Hier helfen Hopfen, Baldrian und Johanniskraut. Als Tee hat sich bewährt: 1 Teil Hopfen und 3 Teile Baldrian mischen, pro Tasse 1 Teelöffel der Mischung überbrühen und 10 Minuten ziehen lassen.

Auch eine Tasse Kamillentee mit etwas Honig und 2 Esslöffeln Milch wirkt beruhigend und fördert das Einschlafen.

Johanniskraut gleicht psychische Störungen aus, hellt die Stimmung auf und beseitigt nervöse Erschöpfung. Am besten helfen wegen der hohen Wirkstoffgehalte die in der Apotheke erhältlichen Auszüge und Öle. Von der Johanniskrauttinktur nimmt man mehrmals täglich 10 bis 12 Tropfen in 1 Esslöffel Wasser ein, und zwar über mehrere Wochen oder Monate.

Man kann Johanniskrauttinktur auch selbst herstellen. Und so wird es gemacht: 50 Gramm frische oder getrocknete Johanniskrautblüten zerbröseln. In einem Einweckglas oder einem Marmeladeglas mit 200 Milli-

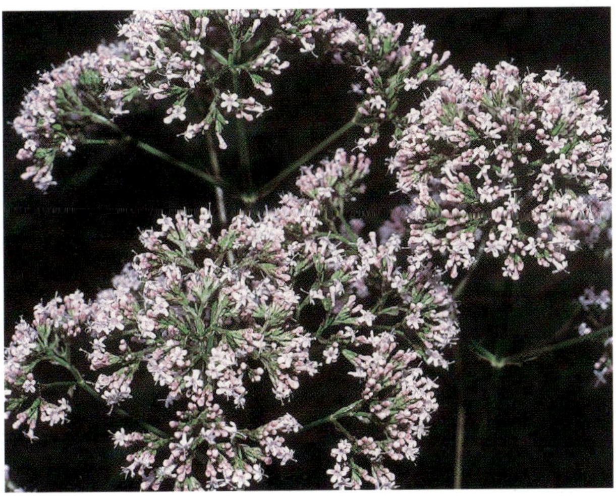

Macht synthetische Schlafmittel meist überflüssig – und hat keine schädlichen Nebenwirkungen: Baldrian.

Allein die dunkelrote intensive Farbe des Johanniskrautöls wirkt schon antidepressiv. Sie sollten keine größeren Mengen Öl zubereiten, seine Haltbarkeit ist nämlich auf maximal ein Jahr begrenzt.

liter 70-prozentigem Alkohol übergießen, Deckel schließen und 2 Wochen ziehen lassen. Dann abseihen, eventuell filtern. Danach in eine dunkle Flasche (Braunglas) mit Tropfaufsatz abfüllen. Die Flasche gut verschlossen an einem kühlen Ort aufbewahren.

Johanniskrautöl lässt sich auch selbst zubereiten: Sammeln Sie zur Erntezeit im Juli oder August die frischen Blüten. 150 bis 200 Gramm davon in der Küchenmaschine zerkleinern, in ein Schraubglas geben, mit 1/2 Liter Olivenöl übergießen, den Deckel schließen und in die Sonne stellen. Täglich einmal umschütteln. Nach 3 Wochen die Öl-Blüten-Mischung durch ein Tuch filtern, die Blüten dabei gut auspressen. Das Öl in eine getönte Flasche abfüllen und dunkel aufbewahren. Morgens und abends 1 Teelöffel davon einnehmen.

Ergänzende Schüßler-Salze

- Bei Schlafproblemen in jeder der letzten 3 Stunden vor dem Schlafengehen 2 Tabletten Silicea D12. Auch Kalium phosphoricum D6 6- bis 9-mal über den Tag verteilt eingenommen, ist eine gute Therapie. Gut bewährt hat sich außerdem die »Heiße Sieben« kurz vor dem Schlafengehen: 10 Tabletten Magnesium phosphoricum D6 in 1/2 Glas heißen Wassers auflösen und schluckweise trinken.
- Bei erhöhter Nervosität helfen Kalium phosphoricum D6 und Calcium phosphoricum D6. Die Dosierung: 6-mal täglich 2 Tabletten im Wechsel.

Tipp Johanniskraut sollte man immer bei möglichst vollem Sonnenlicht ansetzen. Seine wertvollen Wirkstoffe werden durch das Licht am besten aus den Blüten herausgelöst. Die Aufbewahrung des Öls im Dunkeln schützt diese anfälligen Stoffe vor Oxidation und vorzeitigem Abbau.

Bei Asthma

Altbewährt sind hier Sonnentaukraut und Thymiankraut (Anwendung siehe unter Keuchhusten). Außerdem helfen Eukalyptuspräparate und ägyptisches Schwarzkümmelöl mit seinem ätherischen Öl Nigelon. Dazu passen Kalium phosphoricum D6, Kalium sulfuricum D6 und Magnesium phosphoricum D6. Dosis bei akuten Anfällen: alle 5 Minuten 1 Tablette Kalium phosphoricum D6. Nach Abklingen der akuten Phase alle 2 bis 3 Stunden 1 Tablette. Bei Anfällen, die mit Leibschmerzen verbunden sind: alle 5 Minuten 1 Tablette Magnesium phosphoricum D6.

Ägyptisches Schwarzkümmelöl erhalten Sie in der Apotheke und im Reformhaus.

Bei Gicht

Brennnesselblätter, Meerrettichwurzel und Wacholderbeeren haben sich gegen diese typische Zivilisationskrankheit bereits seit langem bewährt.
Das Brennnesselkraut wird kalt angesetzt (2 Esslöffel auf 1/2 Liter Wasser), zum Sieden gebracht und einige Minuten weiter gekocht. Kurz vor dem Abseihen gibt man zur Geschmacksverbesserung etwas Pfefferminze zu. 3 bis 4 Tassen davon über den Tag verteilt trinken.
Die Meerrettichwurzel wird gerieben. Der Brei sollte pur auf die betroffene Stelle aufgelegt werden (vorher mit einer kleinen Menge die Verträglichkeit auf der Haut prüfen).
Wacholderbeeren können innerlich und äußerlich angewandt helfen. Am einfachsten: täglich 2-bis 3-mal je 6 bis 7 Beeren ausgiebig kauen und aufessen. Oder im Mörser zerstoßen, mit kochendem Wasser überbrühen, 10 Minuten ziehen lassen und den Sud trinken. Äußerlich hat sich Wacholderspiritus (Apotheke) zum Einreiben bewährt.

Dazu passen am besten Silicea D12 und Natrium phosphoricum D6. Man sollte sie gleich bei den ersten Anzeichen einsetzen. Silicea löst die Harnsäureablagerungen auf, und Natrium phosphoricum verhindert ihre Neubildung. Dosierung: täglich 3-mal 1 Tablette Silicea D12, stündlich 1 Tablette Natrium phosphoricum D6.

Um die Harnsäurebildung zu reduzieren und die Gicht nicht zu verschlimmern, sollten Sie purinarme Kost zu sich nehmen.

Was sonst noch hilft

Pfarrer Kneipp empfiehlt: Das befallene Gelenk erhöht auf einem Dinkelkissen lagern. Bewährt hat sich auch: zuerst ein heißes Kirschkernkissen (120 °C) auflegen, dann kalt abwaschen. Wenn Wärme die Beschwerden verstärkt, das Kirschkernkissen in die Gefriertruhe legen und kalt anwenden. Auch sehr hilfreich ist ein Salzwickel: 3 Esslöffel Salz in 1/2 Liter kaltem Wasser auflösen, ein Tuch damit tränken, leicht auswringen und auf die betroffene Stelle packen. Ein trockenes Tuch darüber legen. Wichtig ist: viel Harnsäure ausscheiden. Dies kann durch häufiges Schwitzen geschehen. Sauna, sowie harn- und schweißtreibende Tees, z. B. Brennnesselblättertee, Lindenblütentee oder Birkenblättertee, helfen. Zubereitung: 1 gehäufter Esslöffel Birkenblätter pro Tasse aufbrühen, 15 Minuten ziehen lassen, 3-mal täglich frisch zubereiten. Lindenblüten fördern die Schweißbildung und entlasten dadurch die Nieren. Zubereitung wie Birkenblätter, aber schon nach 5 Minuten abseihen. Kurz vor der angestrebten Schwitzprozedur möglichst heiß und rasch trinken. Das Brennnesselkraut wird kalt angesetzt (2 Esslöffel auf 1/2 Liter Wasser), zum Sieden gebracht und einige Minuten weiter gekocht. Kurz vor dem Abseihen gibt man zur Geschmacksverbesserung etwas Pfefferminze zu.
3 bis 4 Tassen davon über den Tag verteilt trinken.

Über den Autor

Hans Wagner hat biologische Landwirtschaft studiert, eine journalistische Ausbildung absolviert und war Ressortchef in großen deutschen Blättern. Seit 20 Jahren schreibt er über medizinische Themen. Seine Schwerpunkte sind die Wiederentdeckung traditioneller Heilmethoden und bewährter Hausmittel.

Literatur

Jaedicke, Dr. H.G.: Dr. Schüßlers Biochemie. Weg zur Gesundheit Verlag GmbH. Dormagen 1998

Kirchmann, Dr. K.: Biochemie-Lexikon. Kirchmann-Verlag. Hamburg 1995

Harnisch, Dr. Günter: Die Dr. Schüßler-Mineraltherapie. Turm Verlag. Bietigheim 1997

Wagner, Hans: Hausapotheke heilende Öle. Ludwig Verlag. München 1998

Wagner, Hans: Heilmittel der Natur – Kirschkernsäckchen & Co. Südwest Verlag. 4. Auflage, München 2000

Wagner, Hans: Sanfte Hilfe durch Wickel & Umschläge. Südwest Verlag. 2. Auflage, München 1999

Hinweis

Das vorliegende Buch ist sorgfältig erarbeitet worden. Dennoch erfolgen alle Angaben ohne Gewähr. Weder Autor noch Verlag können für eventuelle Nachteile oder Schäden, die aus den im Buch gemachten praktischen Hinweisen resultieren, eine Haftung übernehmen.

Bildnachweis

AKG, Berlin: 19; Botanik-Bildarchiv Laux, Biberach a. d. Riß: 123; IFA-Bilderteam, München: 69 (Rheinländer), 103 (Digul); Image Bank, München: 34 (Steve Murez), 92 (Yellow Dog Prods); Mauritius, Mittenwald: 66 (Havel), 98 (AGE); Pasieka Alfred, Hilden: 15, 30; Südwest Verlag, München: Titel (E. v. Kempen), 4, 20, 110 (Matthias Tunger), 8 (Ulla Kimmig), 25, 40, 114 (Jump/K. Vey), 48 (Christian Kargl), 58, 118 (Karl Newedel), 76 (Theiss Heidolph); Tony Stone, München: 1 (James Darell), 10 (Joe Polollio), 83 (C. Panchout)

Impressum

Redaktion:
Gabriele Otto
Projektleitung:
Dr. Alex Klubertanz
Redaktionsleitung:
Dr. med. Christiane Lentz
Bildredaktion:
Ute Schoenenburg
Umschlag:
Reinhard Soll
Layout:
Wolfgang Lehner
DTP:
Matthias Liesendahl
Druck und Bindung:
LegoPrint, Lavis

Printed in Italy
Gedruckt auf chlor- und säurearmem Papier

ISBN 3-517-06918-3
50830202X817 2635 4453 6271